“肿”要知道丛书　　总主编　王红霞

“胰”路前行
胰腺癌的那些事儿

主　编　王红霞　龙　江

副主编　陈健华　李　宁

编写人员　王红霞　龙　江　陈健华　李　宁　蔡　讯
陈栋晖　成宁宁　程　进　韩　勇　黄伟翼
刘　军　邵　菲　陶　威　王　斌　王　雪
王振宇　薛　鹏　叶丽钦　朱　瀛　周玉宏
张　婷　阎九亮　胡　烨　黄　隽

上海科学技术出版社

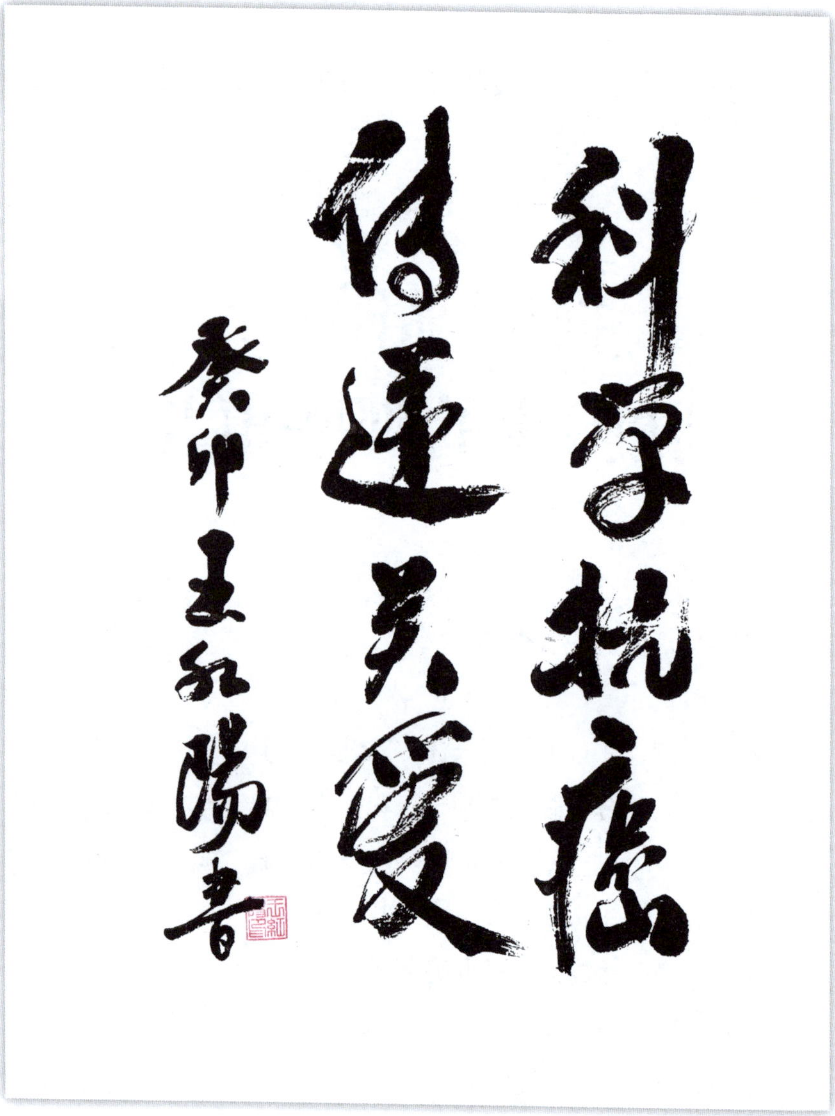

中国工程院院士
发展中国家科学院院士
国家肝癌科学中心主任
上海东方肝胆外科医院肿瘤临床医学中心主任

王红阳

序一

恶性肿瘤是人类的健康杀手，随着我国工业化进程、人口老龄化和生活方式的改变，肿瘤发病率和死亡率居高不下，呈进一步上升趋势，严重危害人民健康。

深化肿瘤防治，从源头上改善肿瘤防治的局面，除了医务工作者的努力，更需要全民的关注和参与。防胜于堵，提高广大人民肿瘤防治的意识，普及肿瘤防治的相关知识至关重要。恶性肿瘤作为一类非常复杂的疾病，其涉及知识面广，前沿热点多，科普难度很大，尽管多年来有各种肿瘤防治书籍问世，但往往缺乏系统性、前沿性。

为适应新时代国家对肿瘤科普工作的要求，由王红霞主任牵头的《“肿”要知道丛书》集合了业界专家和一线临床医生，从不同层面为广大群众全面而系统地介绍肿瘤防治相关知识，内容深入浅出、图文并茂，把很多该领域晦涩的专业名词、先进的理论、前沿的技术用通俗易懂的语言分享给广大读者。兼顾了科学性、趣味性、实用性。相信通过阅读该丛书，广大群众可以对肿瘤相关的基本概念、肿瘤的发生发展等有一个全貌的概览；对诸如“如何辨别肿瘤的早期信号”“如何正确地防癌体检”“如何正确解读肿瘤筛查标记物”等热点问题有一个科学、客观的认识；对诸如肺癌、乳腺癌、消化道肿瘤等常见肿瘤的诊断、治疗手段有一个全面的了解，从而为今后更好地配合各级医务人员的宣教、筛查、诊治等工作做一定的知识储备。

世界卫生组织提出"把重点从治疗转向预防，开展积极有效的预警、早诊及干预研究，可以有效降低肿瘤发病率和提高治愈率"。相信《"肿"要知道丛书》的出版是对这一倡议很好的回应和诠释，对提高全民防癌意识、节约社会资源、减轻国家资金负担具有现实意义。

最后，我也殷切期望广大从事肿瘤防治相关工作的社会各界同仁能够切实响应国家号召、重视肿瘤科普工作，真正做到发动群众，一起携手共筑我国肿瘤防治的长城，最终实现全民健康的战略目标。

中国工程院院士
中国抗癌协会监事长
北京大学国际癌症研究院院长
苏州大学苏州医学院院长

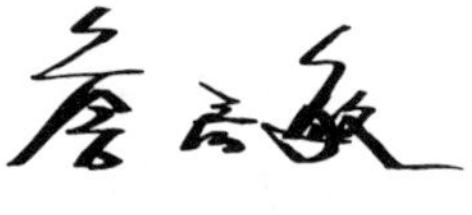

詹正敏

序二

随着人类寿命的延长和环境、生活方式等因素的改变，肿瘤发病率逐年升高，严重威胁着人类健康。“谈癌色变”似乎成为大众的心理“常态”。然而，世界卫生组织曾提出三个“1/3”的癌症防治思想，即 1/3 肿瘤是可以预防的，1/3 是可以被早期发现进而得到治愈的，还有 1/3 是可以通过合理治疗解除病痛，延长生命。为此，普及肿瘤知识与通过科学研究认识肿瘤同等重要。如何预防、如何早发现、如何规范合理地治疗既需要科学家和医务人员的共同努力，也需要他们从专业的角度，用通俗易懂的话语阐述和呈现相关知识，推广科普理念，提升大众科普素养。

我很高兴地看到，王红霞教授和她的团队在从事繁忙的医疗、科研和教学工作的同时，面向大众需求，挤出时间组建科普团队，从临床发病率高的瘤种开始，以科普文章、公众号短文、科普小视频、公益课堂等多种形式展开健康科普宣传。通过系列科普帮助大众认识肿瘤，进而正确对待肿瘤，减少恐惧心理，远离对肿瘤的认知误区。

《“肿”要知道丛书》围绕各种常见瘤种的筛查、诊断、治疗、康复、预防等，通俗易懂地给予介绍，着重阐述诊疗过程中的常见问题，并比较全面、系统地讲述了肿瘤相关的科普知识，传递对待肿瘤的正确理念。同时，以故事讲述的形式，从患者的亲身经历、体会和心路历程，分享了患者在诊疗过程中的感悟，使得本系列丛书更加具有可读性和易理解的特点。此外，对于不同肿瘤在“防、筛、诊、治、康”过程中的不同特点予以单列章节着重介绍。

随着科学的不断发展，肿瘤诊治等手段也会不断更新。本系列丛书同时纳入最新诊断、治疗方法，对临床试验进行解读，我期望能看到《“肿”要知道丛书》也同肿瘤治疗指南一样不断更新扩展。

中国科学院院士
海南医科大学校长
上海交通大学医学院原院长
肿瘤系统医学全国重点实验室主任

陈国强

前言

胰腺癌被称为“癌中之王”，因其起病隐匿、进展迅速，令人闻之生畏。值得欣慰的是，随着医学技术的进步和科学知识的普及，我们逐渐拨开迷雾，对胰腺癌有了更深入的认知。早期发现、精准诊断与规范治疗，正在为无数患者点亮生命的希望之光。

本书将为读者提供一份系统、易懂的胰腺癌科普指南，从基础到临床，从预防到治疗，结合患者常见疑问，以问答形式层层展开：

首先带领读者认识胰腺这一“幕后功臣”，了解它的功能、结构及常见疾病；其次，聚焦胰腺癌的早期信号，揭示血糖异常、体重骤降、黄疸等背后的警示意义；然后详细解析各类检查手段，帮助读者理解不同技术的优势与适用场景；再次，全面介绍手术、化疗、放疗等治疗策略，并针对并发症与疼痛管理提供实用建议；接着，关注居家护理与心理调适，指导患者和家属科学应对日常挑战；最后，解答遗传风险、基因检测、临床试验、多学科综合治疗等新兴的热点问题，走出“谈癌色变”的误区。

本书的编写不仅凝聚了医学领域的前沿成果，更倾注了对患者的关怀。我们希望通过通俗的语言、真实的案例与科学的建议，让读者在面对胰腺癌时少一分恐惧，多一分理性；少一分迷茫，多一分行动的力量。愿这本书成为一盏“灯”，照亮患者与家属的“胰”路，也愿每一位读者都能从中汲取知识的力量，以科学的态度守护生命健康。

王红霞　龙　江

目录

第一章

你不熟悉的胰腺

相比心、肝、肺、肠，藏于腹部深处的胰腺对普通人来说比较陌生。这一章将讲解胰腺的位置、大小、功能等知识，并且介绍更不为人熟知、但相当重要的胰腺肿瘤概况。希望大家读后能对胰腺和相关疾病有初步认识，在生活中懂得关注胰腺、保护胰腺。

一 胰腺在哪里

在我们腹部深处有一个非常不显眼的小器官——胰腺。胰腺虽小，但作用非凡，它是人体第二大消化腺体，兼有内外分泌的双重功能，它的生理作用和病理变化都与生命息息相关。

从解剖位置上看，胰腺深埋于腹腔中心，位置"横行"，非常"霸道"。胰腺位于上腹部，在胃的后方，在第 1、2 腰椎的高处，横贴于腹后壁。胰腺形态细长，有点像一条鱼，脑袋宽，身体尖细，尾巴窄而尖。成人的胰腺大约 15 厘米长，不到 5 厘米宽。胰腺可分为胰头、胰体、胰尾三部分，胰头部宽大，被十二指肠包绕；胰体为胰的中间大部分，横置于胃的后下方，横跨在下腔静脉和腹主动脉前；胰尾较细，向左上伸展至脾门后下方。

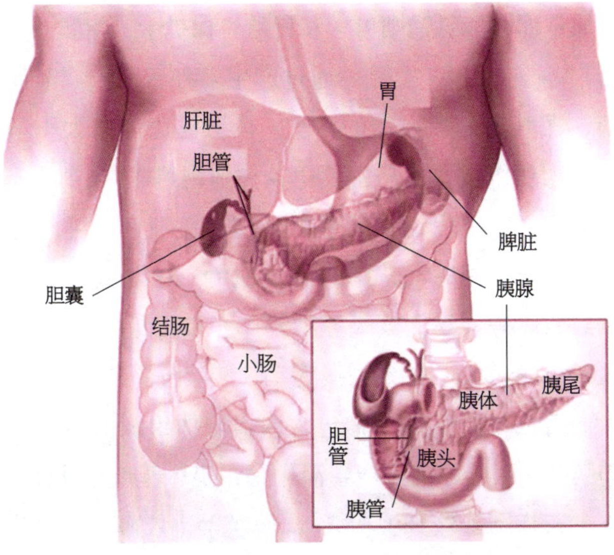

胰腺特殊的解剖位置，使不适常出现在上腹部，很容易会被认为是胃部不适，也使得局部治疗手段如外科手术和放射治疗非常困难，对医生的经验要求很高。

二　胰腺有什么作用

胰腺有外分泌和内分泌两大重要功能，与生命活动息息相关。

1. 外分泌功能：主要是产生大量的消化液和消化酶来帮助消化食物。胰腺组织中的腺泡可以分泌胰液，胰液中含有碱性的碳酸氢钠和各种消化酶，比如胰蛋白酶原、脂肪酶、淀粉酶等。胰液通过腺管排入十二指肠，这些酶各司其职：淀粉酶负责消化碳水化合物；脂肪酶负责消化脂肪；胰蛋白酶负责消化蛋白质；而碳酸氢钠则可中和胃酸，保护十二指肠。

2. 内分泌功能：主要是通过产生多种激素来调节体内代谢功能，尤其是调控血糖的水平。内分泌腺体由大小不同的胰岛细胞团所组成，胰岛主要由 4 种细胞组成：α 细胞、β 细胞、D 细胞、PP 细胞。α 细胞分泌胰高血糖素，可以升高血糖；β 细胞分泌胰岛素，用来降低血糖；D 细胞分泌生长激素抑制素，以旁分泌的方式抑制胰岛素和胰高血糖素的释放；PP 细胞分泌胰多肽，抑制胃肠运动、胰液分泌和胆囊收缩。

简而言之，胰腺是一种包含两类腺体组织的器官：胰腺腺泡和胰岛。胰腺腺泡可产生消化酶，胰岛可产生激素。消化酶进入十二指肠（外分泌功能），而激素进入血液（内分泌功

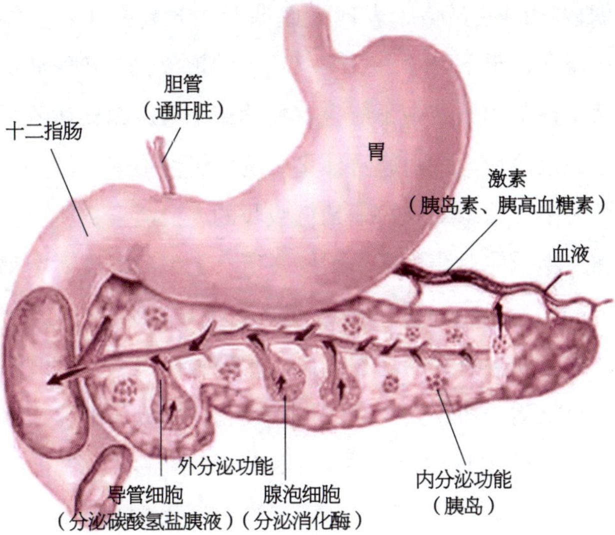

能）。所以读到这里您也就明白了，为什么胰腺切除手术后的患者要及时补充胰酶和胰岛素来维持正常的生命活动。

三　血糖：胰腺健康的风向标

胰腺是生产和分泌胰岛素的主要器官，血糖变化是胰腺健康的风向标。我们耳熟能详的糖尿病是一组因胰岛素绝对或相对分泌不足，以及靶组织细胞对胰岛素敏感性降低，而引起蛋白质、脂肪、水和电解质等一系列代谢紊乱的综合征，以血糖升高最具代表性。胰岛素由胰腺的胰岛细胞分泌，首发的血糖异常升高也需要警惕胰腺病变的可能，需要排除性检查胰腺。

糖尿病的主要临床表现为血糖明显升高，伴有多饮、多食、多尿和体重下降（“三多一少”）的现象，以及尿液中含有葡萄糖（正常的尿液中不应含有葡萄糖）等。糖尿病若得不到及时的规范治疗，可引起身体多系统的慢性损害。因为胰岛素是调节大多数组织细胞对葡萄糖吸收的主要激素，所以胰岛素缺乏和细胞受体对胰岛素不敏感在所有类型的糖尿病中都扮演着重要的角色。当血液中葡萄糖的浓度升高时，比如进食后，胰岛 β 细胞就会释放胰岛素入血。胰岛素使得大多数的细胞从血液中吸收葡萄糖作为代谢能量，或者转化成其他形式。

糖尿病的治疗原则主要是控制糖尿病症状，防止出现急性并发症，预防慢性并发症，涉及患者自我饮食和生活方式管理、血糖监测和正规医学治疗等多重方面。具体可参考专业的糖尿病防治书籍或咨询内分泌科专科医生。

需要提醒的就是：首次出现血糖的异常升高或短期内血糖难以控制，需要同步排查胰腺情况。

四　胰腺生肿瘤的原因是什么

在正常情况下，人体细胞通过生长和分裂来保持器官的正常功能。但是，当细胞的生长和分裂受到破坏或干扰时，它们可能开始不受机体调控，异常无限制增殖，形成肿瘤。肿瘤的形成是一个复杂的过程，可能涉及多种因素，包括遗传、环境、生活方式和其他不明因素。因此，所有有细胞增殖活动的器官都有可能发生肿瘤，不仅仅是胰腺。

目前科学家们还不太清楚胰腺癌是如何形成的，但是有一些理论表明胰腺癌的发生可能与以下因素有关：

1. 遗传：某些基因突变可能增加患胰腺癌的风险。

2. 胰腺疾病：患有慢性的胰腺疾病，如胰腺囊肿，可能增加患胰腺癌的风险。慢性胰腺炎可能会导致细胞长期受到炎症因子的刺激和损伤，从而增加患胰腺癌的风险。

3. 其他因素：如年龄、性别、体重、饮食和生活方式等因素也可能对胰腺癌产生影响。

然而，这些因素并不是绝对的，并不是所有有这些因素的人都会患上胰腺癌。因此，仍然需要进一步的研究以更深入地了解胰腺肿瘤的成因。

五　听说胰腺炎会变成癌，是真的吗

胰腺炎是胰腺组织因被胰蛋白酶自身消化破坏而引起的疾病，胰腺的外分泌功能出现异常。可分为急性及慢性两种。

上文我们说到胰腺有外分泌功能，可以向消化道分泌胰液，胰液中含有各种消化酶，比如胰蛋白酶原等。在正常情况下，胰液内的胰蛋白酶原无活性，待其流入十二指肠后，受到胆汁和肠液中肠激酶的激活后变为有活性的胰蛋白酶，才具有消化分解蛋白质的作用。胰腺炎时由于某些因素提前激活了胰蛋白酶，导致其对胰腺组织发生了自身消化作用，使胰腺溶解坏死。

急性胰腺炎的常见病因有如下数种：

1. 胆道系统疾病（胆囊炎，胆石症等）：使十二指肠壶腹部发生梗阻，胆汁反流进入胰管，将无活性的胰蛋白酶原激活成胰蛋白酶，再诱发一系列酶链反应，引起胰腺组织的溶解、出血、坏死。

2. 暴饮暴食和酗酒：暴饮暴食和酒精刺激会引起胃酸及十二指肠液分泌增多、进而促使胰液分泌亢进，胰管内压力增高，致使高浓度的蛋白酶排泄障碍，胰腺腺泡破裂而发病。

3. 高脂血症：脂肪栓塞胰腺血管造成局部缺血，胰液排泄困难，引起胰腺炎。

4. 其他因素：胰管解剖结构的异常，胃、胆道等腹腔手术挤压到胰腺，或造成胰胆管压力过高等。

急性胰腺炎是一种完全可以预防和去除病因后获得治愈的疾病，而慢性胰腺炎是由于急性胰腺炎反复发作造成胰腺慢性进行性破坏的疾病，胰腺组织会发生纤维化和导管狭窄，胰腺功能遭受永久性损伤。慢性胰腺炎主要表现为慢性腹痛及胰腺内、外分泌功能不全，它与胰腺癌的发生有关。

因此，对于反复发作急性胰腺炎、慢性胰腺炎的患者来说，定期的医学检查是非常重要的，以监测胰腺癌发生的风险。如果出现异常症状，应该尽早就医，以便早期诊断和治疗。

六　胰腺癌很危险吗

胰腺癌是严重危害健康的疾病，当患者因有不舒服症状来医院就诊的时候，约 80% 已属于中晚期的病例，已经失去治疗的最佳时机，所以尽早发现胰腺癌是非常现实和迫切的，也是很多患者关心的问题。但遗憾的是，胰腺癌的早期没有典型的症状，根据胰腺癌的部位，比如胰腺头、胰体、胰颈等，不同的发生部位症状不一样，绝大部分患者可能会出现不明原因的体重骤降，腰背部持续疼痛；有的患者会出现逐渐加重的皮肤黄染，有些患者甚至会出现莫名其妙的食欲减退、腹胀、恶心呕吐等。还有一部分人会出现血糖的突然异常（升高或是降低都有可能）。

所以如果没有糖尿病的人突然近期出现血糖不稳定，一定要到医院来进行胰腺的专项检查。

七　胰腺癌早期有什么表现

胰腺癌早期表现症状多数无特异。如果瘤体恰巧长在胰腺的深部，多数患者没有太多明显感觉。首先，在大多数情况下，常规的影像学成像方式，比如腹部超声，多数显现不出胰腺癌；其次，由于胰腺位于腹腔的最深处，生长早期、体积较小的肿瘤多数不产生压迫或者刺激性症状，患者因为没有不舒适的感觉，自然也不会专门去检查胰腺，所以很多被发现的胰腺癌都位于中期或者晚期。也有部分患者的症状比较特异，是由于有较小的瘤体生长在胰腺的表面，某些时候通过非特异的影像学筛查时，发现胰腺表面轮廓出现异常，可进一步去筛查早期的胰腺癌。另外有一部分胰腺癌，早期瘤体会压迫腹腔神经或者刺激腹腔神经，可造成患者在早期出现腹痛、腹胀、发闷等症状，通过进一步的检查，也有可能筛查出早期胰腺癌。

胰腺癌的早期表现分为以下几个方面：

1. 上腹部不适及隐痛：这是最常见的首发症状。由于肿瘤导致胰管和胆管的梗阻，胆汁排泄不畅，压力增高，胆管及胆囊均有不同程度的扩张，因此患者感到上腹部隐痛及不适。约有 20% 的患者腹痛会放射到背部、左肩部，疼痛在仰卧时加剧，坐立、弯腰、侧卧、屈膝时减轻。

2. 食欲减退：因为肿瘤引起胆汁、胰液排泄受阻从而影响患者的食欲，患者出现消化吸收不良，体重可出现减轻。

3. 梗阻性黄疸：这是胰头癌最常见的，也是最突出的表现。这种黄疸出现较早，呈持续性，并进行性加深，伴有白陶土样大便。

4. 胆囊肿大：患者除梗阻性黄疸外，还可以有胆囊肿大的表现，在右上腹可以清楚地摸及肿大的胆囊。

5. 体重下降：近期出现的无法解释的体重下降超过 10%。

6. 血糖异常：不明原因的血糖不稳定。

八 哪些人需要筛查胰腺癌

因为胰腺的有效检查方式特殊，需要使用医院的大型设备（MRI、CT 甚至 PET-CT 等），检查花费也比较高，并不是人人都适合进行这些复杂的检查。但高风险的如下人群，应该定期到医院进行胰腺专项检查：

1. 有胰腺癌家族史：如果一级亲属有胰腺癌，或者有多个二级亲属有胰腺癌，那么即使任何症状都没有，也建议进行胰腺癌筛查。

2. 新发糖尿病： 50 岁以上且 BMI 指数低和 / 或不明原因体重减轻，以及短期内血糖波动较大的新发糖尿病患者。

3. 慢性胰腺炎： 阳离子胰蛋白酶原基因 1（*PRSS1*）基因突变的慢性胰腺炎患者，癌变风险较其他慢性胰腺炎患者明显升高。对病因不明的慢性胰腺炎患者，推荐进行基因突变检测，尤其是 *PRSS1* 突变检测。

4. 胰腺囊性肿瘤： 推荐对有较高癌变风险的胰腺（黏液性）囊性肿瘤患者进行胰腺癌早期筛查。

九　如何预防胰腺癌

由于缺乏特异性症状，胰腺癌早期诊断手段有限，大部分患者确诊时已处于晚期，胰腺癌发病率在全球范围内仍不断增高，其防治早已是世界性难题。

与大多数恶性肿瘤一样，胰腺癌确切的发病机制仍不明确，一般认为是多种因素共同作用的结果，因此，重视胰腺癌的危险因素，进行一级预防意义重大。危险因素可分不可改变或可改变的。不可改变的危险因素包括年龄增长、家族性癌症综合征、人种，这些因素可以通过定期进行相关的健康体检，及时发现风险。可变危险因素是指与生活与工作习惯有关或者可以药物控制的危险因素，这是预防的重点。目前科学界认为吸烟、肥胖、饮酒、糖尿病、化学物质暴露、慢性炎症、微生物因素等均是胰腺癌危险因素。

1. 戒烟：香烟当中的有害物质高达数千种，香烟中的尼古丁进入体内之后会影响胰腺的分泌并引起胰腺上皮病变，严重时则会导致胰腺癌的发生。据研究报道，吸烟者发生胰腺癌的风险高，是非吸烟者的 2 倍以上，而且发病年龄会提早 10～15 年，且随着吸烟量和吸烟时间的增加，风险也随之增加。但该风险可随着戒烟时间的增加而降低。因此，为了您和他人的身体健康请拒绝吸烟，或者尽早戒烟。

2. 控制体重：多项研究显示，肥胖或者体重指数（BMI）增加会增加患胰腺癌的风险。肥胖引起的胰腺脂肪浸润与胰腺上皮内瘤变的发展有关，研究表明，超重或肥胖（BMI ≥ 30）人群胰腺癌的发病率是正常体重者的 1.15～1.53 倍，且肥胖同样容易诱发 2 型糖尿病，这将进一步增加罹患胰腺癌的可能性。因此适当运动，保持健康匀称的体型，也是预防胰腺癌的方法之一。

3. 健康饮食和戒酒：高脂肪饮食是导致脂代谢功能紊乱的主要原因，其可增加肥胖的发生风险。研究显示，高脂肪饮食和肥胖可能有协同增加胰腺癌患病风险的作用。经常吃熏烤类及煎炸类食物的人，患上胰腺癌的概率也会比普通人高。此外，经常食用高油高盐食物的人，也比较容易患上胰腺癌。

长期饮酒可能损伤胰腺，引起慢性胰腺炎，进而会导致胰腺癌的发生。另外，不同类型的酒导致的胰腺癌发病风险不同，其可能和不同酒类所含酒精浓度及成分差异，以及地域性饮食习惯和饮酒习惯有关。在日常生活中，控制酒精摄入，注意保证蔬菜、水果的摄入，饮食清淡，减少高胆固醇、高能量食物的摄取，少吃刺激性、油腻的食物无疑是利大于弊的。

4. 有毒化学物质接触的防护：目前已知有许多化学物质，比如石棉、苯、杀虫剂、重金属、氯化烃等都可以诱发胰腺癌，而这些物质大量存在于化工产品中。职业暴露者，应在工作过程中做好防护措施，最大限度地杜绝有毒物质进入体内，定期到医院体检，进行胰腺相关疾病筛查殊为重要。

5. 控制糖尿病：长期以来，糖尿病一直被认为与胰腺癌的发展相关，同时胰腺癌也被认为是导致糖尿病发展的一个风险因素。在 50 岁以上的新发糖尿病患者中，大约有 1% 因并发胰腺癌而发展为糖尿病。同样，被诊断为糖尿病不到一年的患者患胰腺癌的相对风险为 5.4 倍，而长期糖尿病患者的相对风险增加。这些数据表明，糖尿病可能是胰腺癌的一个重要的危险因素和预兆。因此，对糖尿病患者进行胰腺癌筛查是非常有必要的。

6. 治疗慢性胰腺炎：研究表明，长期迁延不愈的慢性炎症刺激是肿瘤的触发因素之一。慢性胰腺炎，尤其是慢性钙化性胰腺炎被认为是胰腺癌的危险因素之一，同时胰腺炎也可能由于潜在的胰腺癌而引起。慢性胰腺炎患者确诊 5 年后，其胰腺癌的患病风险也几乎增加了 8 倍。因此，患者应积极治疗慢性胰腺炎，定期进行胰腺癌筛查。

第二章

出现以下异常，抓紧检查胰腺

这一章，我们将重点讲解胰腺肿瘤的类型、胰腺癌的恶性程度与早期表现，尤其是几种必须引起重视的常见症状、体征和体检指标。希望大家读后能够有所收获，一旦出现这些情况时能提高警惕，尽早发现胰腺肿瘤的蛛丝马迹。

一 血糖突然升高或者持续异常

血糖升高可能是由于胰岛素分泌不足、胰高血糖素分泌增加或其他代谢问题导致的。因此，血糖升高可以提示胰腺疾病的可能性。经过前文的解释，您一定知晓了胰腺具有分泌胰岛素和胰高血糖素的内分泌功能，这两种激素在调节血糖代谢平衡方面起着独一无二的作用。可是，血糖异常，明明是糖尿病的表现，怎么会跟胰腺肿瘤扯上关系呢？

在胰腺肿瘤分类中，有一大类是胰腺内分泌肿瘤，比如：胰岛素瘤、胰高血糖素瘤、胃泌素瘤、血管活性肠肽瘤等，可以分泌大量特定激素，从而引起各种综合征。

我们先来看一个最经典的，即胰岛细胞瘤或胰岛素瘤，约 90% 的此类肿瘤为良性。这是一种发生在胰岛细胞的肿瘤，可以分泌过量的胰岛素，并释放入血，引起以低血糖为主的一系列症状，久之会损害脑组织，发生记忆力减退、意识障碍、精神异常等。胰岛细胞瘤有三个非常典型的症状：即空腹时容易发作、空腹或发作时血糖水平＜ 2.78 mmol/L、进食或静脉推注葡萄糖后可迅速缓解症状，这三个症状合称为 Whipple 三联征，是胰岛素瘤的特征性诊断。

知道了胰岛素瘤，胰高血糖素瘤就好理解了，顾名思义，它能过量分泌胰高血糖素，使血糖水平明显升高，引起特征性的慢性棕红色皮疹（称为坏死松解性游走性红斑）。约 80% 的胰高血糖素瘤是恶性的，但好在其生长缓慢，患者的生存期也比较长。

胃泌素瘤是肿瘤起源于胰腺中产生胃泌素的细胞，可以分泌过量的胃泌素，从而刺激胃分泌胃酸和消化酶，引发持久不愈的消化性溃疡，甚至疼痛和消化道出血。

血管活性肠肽瘤是一种分泌血管活性肠肽的非β细胞胰岛细胞瘤，超过一半的此类肿瘤为恶性。可导致长期大量水样腹泻（分泌性腹泻）、低钾血症、代谢性酸中毒和电解质紊乱。

我们前文重点探讨的胰腺癌也会导致的血糖异常，是因为癌细胞破坏了正常胰腺组织，使胰岛素分泌绝对减少，无法正常调节人体中的血糖。有学者认为，胰腺癌与糖尿病同根同源，互为因果。因为胰腺癌患者的首发症状可能会表现为糖尿病，而糖尿病合并胰腺癌的情况也并不少见。糖尿病患者存在免疫功能调节紊乱与免疫功能受损，极易诱发恶性肿瘤。胰腺癌发生后，又可以通过破坏胰岛组织，释放细胞因子来促进糖尿病的发生、发展。糖尿病病史越长，发生胰腺癌的风险就越大。

特别提醒

糖尿病患者的胰腺癌患病率比正常人要高。新发糖尿病可能是胰腺癌的早期表现之一。对于近期新诊断为糖尿病的患者，或是病程长、血糖控制不佳的患者，建议及时检查胰腺。

二　短期内体重明显下降

体重莫名其妙地下降可不是什么好事，说明营养物质代谢增快，能量储备消耗增加，是机体向外界求救的信号之一。那么体重下降多少需要警惕？如果没有饮食控制、主动减肥等合理原因，而体重在 6～12 个月的时间内，减轻 4.5～5 千克，或是总体重下降了 5%，这样的情况就属于比较反常了。

有很多疾病容易引起体重不明原因减轻，如糖尿病、恶性肿瘤、甲状腺功能亢进症、肾上腺皮质功能不全、慢性感染（比如结核病、寄生虫病）、消化性溃疡、克罗恩病、抑郁症等。另外需要注意的是，体重骤然下降是上述疾病的症状之一，但并不是唯一表现。比如：糖尿病会伴随着排尿次数增多，口渴异常等症状；甲亢会伴随心悸等症状；结核病会有咳嗽、咳痰带血等症状；克罗恩病会有腹痛、腹泻等症状。

这里我们重点讲解糖尿病与胰腺癌导致体重减轻的大致原因。

上文曾提到糖尿病的患者有“三多一少”的症状、即多饮、多食、多尿、体重减轻的临床表现。这是因为糖尿病患者的胰腺内分泌功能受损，胰岛素分泌减少或是出现胰岛素抵抗现象，导致机体血糖代谢异常，体内不能充分利用葡萄糖进行能量供应。但身体为了满足对能量的需要，会分解脂肪和蛋白质供能，脂肪和蛋白质的分解增加，再加上患者同时又尿得多，出现渗透性利尿，水分的大量丢失，体重自然就减轻了。

恶性肿瘤则更会引起明显体重下降。肿瘤本来就不是机体应有的正常组织或是器官，它的生长和扩增需要大量的营养供给，但肿瘤自身又不产生能量，唯一的办法就是抢夺外界（即宿主）的能量来维持自己生长。在肿瘤进展期或晚期，肿瘤细胞生长速度之快、掠夺性之强，是正常细胞所望尘莫及的，它们与正常组织细胞争夺必需的营养物质，加速新陈代谢，导致机体所需的营养缺乏，患者就会日益明显地消瘦。

具体到胰腺癌，患者体重短期快速下降的主要原因除了上述肿瘤夺取营养以外，还有以下三个原因：

1. 胰腺能够产生消化吸收所必需的各种胰酶，在发生肿瘤时，胰酶分泌绝对不足，不能维持正常的消化吸收功能，导致营养物质吸收不良。

2. 胰腺癌的患者多数由于胰腺功能受损，会引发糖尿病，糖尿病也会导致体重减轻。晚期胰腺癌患者往往会有腹痛、肝功能不全、黄疸、恶心呕吐等多种症状，加之患者在治疗过程中出现各种不良反应，严重影响患者的正常进食。

3. 胰腺肿瘤产生的多种细胞因子介导全身炎症反应，炎症与各种能量代谢紊乱、食欲下降相关，导致恶病质。

总之，引起体重明显减轻的原因有很多，不管哪一种原因，只要出现这种现象，千万不要忘记检查胰腺。

三　出现说不清位置的持续性腰腹痛

腹部不适或腹痛是胰腺癌重要的首发症状之一。多数胰腺癌患者仅表现为上腹部不适或隐痛、钝痛和胀痛等，甚至腹痛向两侧或腰背部扩散，易与胃肠和肝胆疾病的症状混淆。若还存在胰液出口的梗阻，进食后可出现疼痛或不适加重。中晚期肿瘤侵及腹腔神经丛，可导致持续性剧烈腹痛。

我们都曾深有体会，肚子疼或是不舒服的时候很难具体指出来是在哪个地方，这是因为我们的腹腔和盆腔内有各种各样的器官，包括胃、肝、胆、胰、脾、肠、阑尾、肾、输尿管、膀胱，女性还有子宫、卵巢、输卵管等，这些器官中的任何一个发生病变，甚至某些心脏、胸部疾病，都会使人感到肚子疼或“胃痛”，也就是腹痛。

腹痛的原因非常复杂，不是很容易就能明确诊断。在临床医学上甚至都有专门的一门学科叫“急腹症学”。因此在判断腹痛病因时，首先要弄清楚腹部疼痛的部位和器官的关系。医生把腹部划分为左、右上腹部、左、右下腹部、左、右腹部及上腹、中腹和下腹部（见下图）。每个分区里有众多不同的器官，所以腹痛可不止“胃痛”一种。

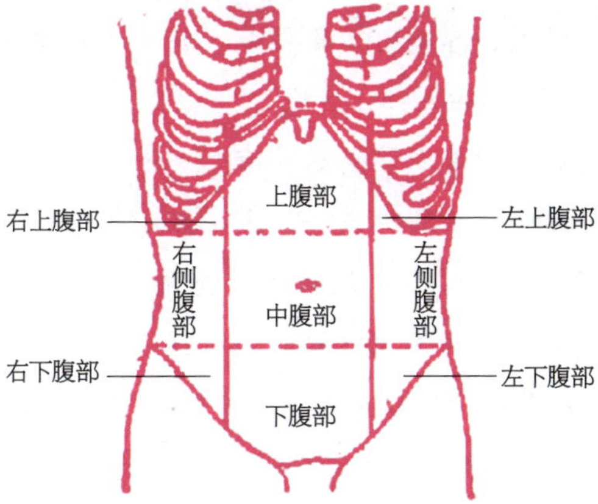

腹部的九分区

回到胰腺癌的疼痛上来。胰腺癌的疼痛和它的病程、发生部位、肿瘤的大小，以及与毗邻脏器的关系非常密切。由于胰腺位于中上腹部，且是深居腹膜后，因此胰腺癌引起的疼痛

延伸阅读

指东打西的牵涉痛

疼痛的机制非常复杂，并不是说器官在哪，疼痛就发生在哪。有一种特殊类型的疼痛——牵涉痛，是指某些内脏器官病变时，会在体表某些区域产生疼痛感觉的现象，表现为患者会感觉到身体体表某处有明显痛感，但该处实际并没有损伤。这可能是由于有病变的内脏神经纤维与体表某处的神经纤维会合于同一脊髓段，来自内脏的传入神经纤维除经脊髓到达大脑皮质外（表现为内脏疼痛），还会影响同一脊髓段的体表神经纤维，传导和扩散到相应的体表部位，而引起疼痛。这种疼痛是难以准确定位的，疼痛可以是钝痛、模糊、痉挛性或针刺样，分布于内脏的大部分区域。

常见的可引起牵涉性疼痛有如下：急性阑尾炎早期时疼痛常发生在上腹部或脐周围，数小时后转到右下腹痛；心肌梗死、心绞痛发作时常感到心前区、左肩臂、左头面部甚至牙齿发生疼痛，还有部分发生上腹痛；肾结石可引起腹股沟区疼痛等。

主要表现为中上腹的慢性钝痛。早期的疼痛症状并不典型和明显，可能表现为持续腹部不舒服、隐痛或胀痛，容易被认为是胃、肠病变。随着病灶的进一步进展，胰腺癌引起的疼痛会逐渐加重与明显，位置也更加固定，俯卧、弯腰、下蹲等可减轻疼痛，而夜间、仰卧和向后伸腰时疼痛会加重。侵犯腹膜后神经丛时，会出现明显的背部牵涉性疼痛。如果病变累及全胰腺，还有可能呈现出束带状的腰痛。

所以一旦遇到不明原因的腹部或腰背部持续疼痛，除了要考虑生活中的常见病（比如胃溃疡、胆囊炎、椎间盘突出等）外，一定不要忘了检查胰腺的健康情况。近些年胰腺癌发病率明显升高，已经从过去恶性肿瘤发病率的 10 位以后上升到当前恶性肿瘤的前 5 位，需要我们引起重视。

四 眼白、皮肤突然变黄了

皮肤突然变黄了，是一种黄疸的表现。这种皮肤发黄，往往伴随有眼白的部分（巩膜）同时变黄。这是由于胆红素代谢障碍，无法顺利从体内顺利排出，血清内胆红素浓度升高，发生了黄疸，表现为巩膜、黏膜、皮肤及其他组织被染成黄色。因巩膜内含有较多的弹性硬蛋白，与胆红素有较强的亲和力，故巩膜的黄染（眼睛发黄）常早于皮肤、黏膜出现而首先被察觉。

当血清总胆红素在 17.1～34.2 μmol/L，肉眼看不出黄疸时，称隐性黄疸；当血清总胆红素浓度超过 34.2 μmol/L 时，可观察到黄疸，称为显性黄疸。

临床医学中，根据胆红素的来源将黄疸分为溶血性黄疸、肝细胞性黄疸和阻塞性黄疸大致几类。当胆红素生成增加（溶血性黄疸）、分解代谢障碍（肝细胞性黄疸）或排出受阻（梗阻性黄疸）时，皮肤、黏膜会被胆红素染成黄色。黄疸症状一旦发生，说明可能有溶血、肝功能损害、胆道梗阻等严重疾病，不要拖延，尽快前往正规医疗机构就诊。

那么问题来了，胰腺既不生产胆红素，也不分解和排出胆红素，胰腺癌是怎么和黄疸扯上关系呢?

还记得我们在第一章所讲的胰腺在体内的位置吗?胰腺的胰头位于胆总管下端汇入十二指肠的位置，胆总管下端与胰管在这个位置相汇，并逐步汇合成壶腹部，到达十二指肠，胆汁沿着这条通路流动，进入十二指肠。如果胰头有肿瘤，肿瘤会压迫胆管，导致胆管狭窄，通路不畅，继而胆汁无法顺利流出，导致黄疸的出现，这种黄疸属于上述的梗阻性黄疸。

胰体癌、胰尾癌一般不会引起黄疸的症状，因为胰体、胰尾离胰头的胆管下端位置距离比较远，肿瘤生长还不会马上引起胆管的压迫。所以更确切地说，胰头癌很容易引起梗阻性黄疸。

胰腺癌引起黄疸还有一个重要原因，就是胰腺癌很容易出现肝脏的肿瘤转移，转移瘤会破坏肝组织，干扰肝脏的正常工作，使肝脏处理胆红素的能力大大降低，从而加重黄疸。

这就是为什么皮肤和眼睛突然发黄，一定要仔细检查胰腺的原因。

五　长期腹泻，尤其是明显脂肪泻

脂肪泻是腹泻的一种类型。

腹泻是一种常见症状，俗称“拉肚子”，我们每个人都经历过。是指排便次数和排便量明显超过平日习惯的频次，粪质稀薄，甚至水样泻，也可以含有未消化食物、脓血、黏液、脂肪等。正常人每天约有 10L 液体进入胃肠道，并形成循环。通过肠道对水分的吸收，最终粪便中的水分仅 100～200 mL。若进入结肠的液体量超过结肠的吸收能力或吸收量减少，就会导致粪便中水分排出量增加，产生腹泻。

我们这里特别说明，长期的不明原因的腹泻尤其是脂肪泻要去检查胰腺。这是为什么？答案还是和胰腺的功能有关。

胰腺有一个外分泌功能，就是分泌各种消化酶，帮助分解吸收食物中的蛋白质和脂肪。当出现慢性胰腺炎或是胰腺癌时，胰腺功能受损，会导致这些酶类长期分泌不足，不能及时有效分解食物，引起大便频次（比如反复腹泻）和内容、性质的改变，尤其进食肉类食物后，在大便中可以看到油滴或是油脂。这种腹泻称为脂肪泻，是胰腺病变的特征性症状之一，不能单纯以为是消化不良，一定要及时就医并检查胰腺。

六 发现肿瘤标志物尤其是 CA19-9 升高

胰腺癌的肿瘤标志物没有特异性。

不一定说某项肿瘤标志物增高一定预示着胰腺癌的发生，但是相对常见的一些胰腺癌相关的肿瘤标志物，主要是 CA19-9、CEA，这几个相对常见，当然它们在胰腺癌的表现当中，并非一一对应。但是针对胰腺癌本身，尤其在动态监测中，有相对比较高的价值，也就是说在胰腺癌的随访或者动态观察中有一定的意义。

如果CA19-9、CEA这些肿瘤标志物呈持续性、进行性增高，要引起重视。或者手术后，这些肿瘤标志物在下降后又逐渐升高，常常预示肿瘤有可能会出现复发或者转移。

必须明确的是，肿瘤标志物只是胰腺癌诊治的一个辅助参考因素，并非绝对因素。大家在平时体检时发现一些肿瘤标志物的箭头上上下下，有增高或降低，不要恐慌，但也不能完全忽视。我们应该重视体检中的肿瘤标志物检查，一旦发现异常，要及时就医，听从医生的建议，看是否需要进一步的诊断和治疗。

身边的故事

体检发现 CA19-9 升高

李叔叔今年55岁，平时身体硬朗，但最近几个月来，他总是感觉腹部有些不适，偶尔还会伴有腹泻等消化不良的症状。起初，他并没有太在意，以为只是普通的慢性胃肠炎，吃了达喜、奥美拉唑等家里常备药物。然而随着时间的推移，这些症状并没有得到缓解，反而有逐渐加重的趋势。

一次偶然的机会，李叔叔在公司组织的体检中发现了一项名为CA19-9的肿瘤标志物指标异常升高。解读报告的医生告知CA19-9，即糖类抗原199，是胰腺癌等消化系统肿瘤的一种重要标志物。虽然这项指标的升高并不一定意味着就患有胰腺癌，但医生还是建议李叔叔进行进一步的检查。

起初，李叔叔对这项建议不以为意，觉得自己没有什么不良生活习惯，平时也注重运动，更没有癌症的家族遗传史，自己怎么可能会患上癌症呢？但在家人的劝说下，他还是决定去专科医院做个详细的检查。

第一次来到专科医院，李叔叔十分感慨：路边有回收靶向药的、有租房住宿的，还有出租车司机，他们热情地揽着客，与行色匆匆、神情焦躁的患者和家属形成鲜明对比。一个是为了活得好，一个是为了活下去，所以能好好活着可真好啊！

医生为李叔叔安排了一系列的检查，包括腹部B超、增强CT及磁共振等。这些检查虽然烦琐，但却为病情诊断提供了重要的线索。最终，在增强CT的检查中，医生发现在胰腺尾部有一个微小的肿瘤病变。

面对这个突如其来的消息，李叔叔一家震惊之余开始在网上查阅各种关于胰腺肿瘤治疗的相关内容，结果真的是越看越害怕。然而，幸运的是，由于发现得早，没有出现其他转移病灶，还有根治性手术的机会。

2024年11月11日，李叔叔的手术在腹腔镜下顺利完成，切出来肿瘤约花生米大小。尽管年过半百，但好在李叔叔日常注重锻炼，体质较好，所以术后恢复得也还不错，两周后顺利出院，术后病理也证实为胰腺导管腺癌。

为了巩固治疗效果，李叔叔还按照医生的建议进行了化疗。经过一段时间的治疗，现在的他除了定期去医院复查外，生活和以前并没有什么太大的不同。每当想起这段经历，李叔叔总是感慨万千：“如果不是那次体检发现CA19-9指标升高，我可能还一直蒙在鼓里，后果真是不堪设想。”

李叔叔的故事告诉我们，胰腺癌虽然被称为“癌中之王”，恶性程度极高，但如果能够早期发现、早期治疗，还是有机会战胜病魔的。而肿瘤标志物早筛，就是发现早期胰腺癌的重要手段之一。

第三章

什么方法可以查出胰腺肿瘤

在这一章中，我们将介绍胰腺肿瘤的检查方法。每种方法都有优势与不足之处，您读后会发现，确诊恶性肿瘤是一件复杂的事，不能仅靠拍一张CT片或是验一次血就做到，必须因人而异。值得欣慰的是，医学技术，尤其是影像学和内镜技术的进步，让越来越多的胰腺恶性肿瘤在早期被发现。

一 超声检查能发现早期胰腺癌吗

我们常听说的、经常做的超声检查绝大多数是 B 型超声检查，是一种无创、无痛、简易方便、直观高效的检查手段。

超声仪器发出人类听不到的超声波，超声波可以穿透人体，在体内遇到不同器官时，产生不同的回声反射，仪器接收到这些反射回声，进行分析，将身体内部的组织器官结构，以及实时的运动状态（比如心脏的跳动、胎儿的活动、大血管内血液的流动等）转化为图像的形式动态显示在设备上，医师可以根据各种图像的特点来判断正常与异常，从而发现和诊断疾病。

可通过超声检查的器官非常广泛，涵盖全身各部位。医学超声检查本质上是一种利用声波和声波的反射来进行的声学检查，是没有辐射的，医用超声对人体无害，孕妇和儿童都可以安全地进行。

那么，超声检查可以发现早期胰腺癌吗？

很遗憾，答案是不能，原因是：胰腺在体内的位置非常隐蔽，居于腹腔的最深处，周围有肝脏、胃、肠道等器官的遮挡。胃肠道中又常常含有气体，或者当患者体型较为肥胖时，超声波非常容易受到周围组织器官或气体的干扰而导致无法看清胰腺，对于早期的小胰腺肿瘤就有可能漏掉，一般直径 1.5 厘米内的肿块很难被观察到。若等到超声能够发现胰腺肿瘤时，肿块往往已经长得很大了，也常常出现我们上一章节中所讲述的各种症状，在临床分期上已经是中晚期，失去了手术根治的机会。

所以要想早期发现、早期诊断胰腺癌，超声检查的准确度是不够的，需进行 CT 扫描或者磁共振检查才可以。因为这两个检查不会受到胰腺位置及周围胃肠道气体的干扰，也具有比较高的敏感性和准确性。此外，还比超声诊断的结果更加客观，受操作者技术和经验水平的影响较小。

二 CT 检查胰腺一定要做增强吗

CT 扫描的中文全称是电子计算机断层扫描，它是利用精确的 X 线围绕人体的某一部位作连续的横切面扫描，具有速度快、器官结构完整清晰等特点，可用于多种疾病的影像学诊断。这也是我们耳熟能详的检查项目之一。检查时患者躺在一张检查床上，床可以钻进一个圆形的仪器，然后随着圆形仪器的转动，我们身体的横切面图像很快就能显示在计算机上，医生即可以通过这些横切面图像来诊断疾病。

CT 扫描能够检测和提供机体几乎各个部位的疾病信息。例如，医生可以利用 CT 扫描检测肿瘤的发生部位、瘤体大小，并判定肿瘤与周围组织的关系。还可以帮助医生监测治疗效果（比如肿瘤治疗后比较病灶的大小变化）。

对于肿瘤的诊疗，CT 检查不仅能发现毫米级别的结节（如常见的肺结节等），还能为各种实体肿瘤的放射治疗提供定位，也可以作为判定肿瘤治疗疗效的评价依据。对生长在消化道内的肿瘤，及其对腔外结构的侵犯程度和远处转移灶的显示，也具有重要的参考价值。

CT 检查常见的检查方式有两种：平扫和增强扫描。

CT 平扫是最常见的检查方式，就是我们简单地往检查床上一躺，直接进行扫描即可，快速方便，不需要注射造影剂。最适合观察有无骨折、腹腔出血、脑出血等需要急诊抢救的情况。

CT 增强扫描则是在平扫的基础上，在静脉中注射造影剂，造影剂会随着血液循环进入组织器官中，这样就可以观察组织的血流情况，用来区分正常与异常组织、判断病变的性质。可以提高病变的检出率和定位准确性，比如鉴别原发性和转移性肝癌时，CT 平扫只能看到肝脏上有个肿块，并不能确定其性质。而增强检查时则可以观察血管的静脉期与动脉期的不同变化，用来鉴别诊断。

那么问题又来了，既然增强扫描这么好，是不是干脆一步到位，直接做个增强最合适？当然不是！随着高分辨率高清晰度 CT 设备的普及，大部分普通病灶即使在平扫时就会暴露出来，医生会结合具体实际情况，决定是否再进行更详细的检查。

另外 CT 增强检查需要静脉注射含碘的造影剂，检查费用较高。而且在少数情况下，造影剂会有过敏反应，肾功能不好、碘过敏的人群慎用。目前 CT 增强检查并不推荐用于正常人群的健康筛查，多适合如下情况：CT 平扫发现有异常病变或是怀疑有异常，但病变难以明确时；恶性肿瘤治疗前需要分期时；恶性肿瘤治疗后评估病灶时等情况。

三　哪种检查是胰腺癌首选的专用诊断方法

2020年，中华医学会肿瘤学分会制定了《胰腺癌早诊早治专家共识》，对于有胰腺癌家族史或遗传性肿瘤家族史、慢性胰腺炎、长期糖尿病、长期不良生活方式（比如酗酒、吸烟）、肥胖等胰腺癌高风险人群，推荐进行定期（3个月～1年不等）的、包含胰腺多层螺旋CT扫描（MDCT）在内的多种方式筛查，以提高国内胰腺癌的早期诊断率。

目前MDCT是胰腺癌首选的专用诊断方法。它能清晰显示肿瘤大小、位置、密度和血供情况，并依此判断肿瘤与血管、邻近器官的毗邻关系，有助于判断肿瘤分期并评估手术的可切除性。与其他影像学检查比较，MDCT在胰腺癌诊断中表现良好，其敏感性和特异性分别为89%和90%。

四　做了CT还有必要做胰腺磁共振吗

很多患者常有困惑，为什么我已经做了CT检查，医生还让做磁共振（MRI）呢？

要知道，磁共振（MRI）和CT设备都是每个医院影像科的主角，也是帮助医生做出正确诊断和评估疗效必不可少的检查方法，两者的作用机制、检查方式和优缺点有很大的区别，但也不能认为MRI就一定比CT高级。磁共振，也有人称它为核磁共振，它的“核”，与核武器、核辐射的“核”不一样。为了避免误会，根据学会的共识，现在已经统一将核磁共振称为“磁共振”。

延伸阅读

磁共振没有“核”辐射

我们常说，水是生命的源泉。在我们人体中，含量最多的成分就是水，水是由氢和氧两种原子组成。氢的原子核在正常情况下，会发生无序的自旋现象。物理学家发现：若外部有一个很强的磁场，水中氢原子核的自旋就会变得统一有序。同时外部再加一个射频信号，就能使原子核发生共振现象。当这个射频信号停止时，发生共振的原子核就会恢复原样，还会向外发射电信号，而且这个电信号是能够被外部的探测器所接收的。因为人体不同的组织所含氢原子核密度不同，所以每个组织发射出的电信号就不一样。根据上述原理，通过多次反复的类似操作，就可以给不同组织绘制出一幅图像。这就是“核”磁共振设备工作的初步原理，也是它与核辐射的“核”不同之处。

磁共振最适合用于检测含水分多的组织。对于头部（尤其是脑组织）、乳腺、脊柱、脊髓等部位的解剖和病变的显示，都优于 CT，尤其是对肌肉、关节、中枢神经系统等软组织的结构成像更清晰。

磁共振检查还可以在任意方位成像，而 CT 检查只能进行平行于扫描孔的扫查，在部分结构病变的显示中，存在一定的局限性，甚至出现不可避免的伪影现象，影响观察。磁共振则可以多序列成像、自动生成多种图像类型，包括：横断面、矢状面、冠状面及斜位成像。这样可以更加清晰地显示我们所需要观察的组织，在制订放射治疗及手术方案时有非常大的帮助。

磁共振检查不打药就可以显示血管，而 CT 检查若要显示心脏或血管，必须注射相关的造影剂。

2020 年中华医学会肿瘤学分会制定的《胰腺癌早诊早治专家共识》关于 MRI 部分明确指出：

1. MRI 对胰腺多层螺旋 CT 扫描（MDCT）的结果有补充作用，包括区分等密度胰腺病变的性质，以及 MDCT 检查中发现的不确定肝脏病变的性质。

2. MRI 可以用于肾功能受损或对碘化造影剂敏感的患者。

3. 面对胰腺炎转化的胰腺癌、肿块型胰腺炎或胰腺实质局部脂肪浸润的情况，MRI 检查优于 CT。

4. MRCP 联合 MRI 薄层动态增强扫描有助于了解肿瘤大小，明确胰腺囊性和实性病变（尤其是胰腺囊腺瘤、胰腺导管内乳头状黏液肿瘤的鉴别诊断），并进一步明确胰管、胆管的扩张和侵犯情况，判断胆道梗阻部位和范围。

五　有必要做 MRI 增强扫描检查吗

前面我们讲了 CT 增强扫描可以帮助医生判断器官血流的变化，其实 MRI 也有这种增强类型的检查。有些说法认为 MRI 在很多情况下的检出率优于 CT，所以无需增强。但事实真是如此吗？

MRI 虽然具有很高的空间分辨力和清晰的结构显示，但有些病变在平扫图像中，病灶与器官之间没有表达明显的信号差异（即异常病灶与正常组织所表达的信号一样或相似），不能准确显示出病灶大小和形态，容易误诊或是漏诊。这个时候就需要注射对比剂，人为增加病变组织与正常器官之间的信号差异，从而做到及时发现平扫不能显示的病灶。

举个例子：在临床 MRI 诊断时，正常组织的弛豫时间与病变组织的弛豫时间有较大重叠，如果这时只有 MRI 平扫，就很难定性诊断，甚至会遗漏一些微小病灶。而磁共振成像对比剂能改变组织的弛豫时间，改变组织的信号强度，从而提高组织信号对比。正因如此，对于脑、肝、胰、肾等实质器官内的小病灶尤其是实性病灶，单纯靠平扫容易漏诊。所以，凡是怀疑实质器官内的病灶尤其是疑似有肿瘤的患者，需要先做平扫，再做增强，这样就会大大减少漏诊率。

MRI 增强检查不仅能提高微小肿瘤的检出率，在肿瘤的诊断与评估中，更能提高肿瘤分期的准确性，在肿瘤手术治疗前血管与淋巴结的鉴别、放射治疗前靶区的定位，以及内科治疗前后的效果评价方面都有重要的指导作用。所以，MRI 增强检查就如同 CT 增强检查一样，已经成为肿瘤诊疗必需的检查方法。

六　MRI 检查申请单上的“MRCP”又是什么

有患者困惑：怎么我的 MRI 检查申请单上比别人多一个

项目——MRCP？

磁共振胰胆管成像（简称 MRCP）是一种在 MRI 技术基础上发展而来的，专门用于胰管及胆道系统的医学成像方法。

简单地说，因为胆道及胰腺导管内含有缓慢流动的胆汁和胰液，MRCP 技术会利用特殊序列突出其含水结构的高信号强度，压制或忽略周围组织及器官低信号，再通过后处理获得三维立体胰、胆管造影图像，又称胰胆管水成像。MRCP 因其安全性、有效性、无创性和三维成像等优点，对胆、胰疾病诊断具有明显优势，被临床广泛应用于评估胰、胆管疾病（比如胆石症、胆管炎等），并且还可以与其他 MRI 序列结合，发现胆管外病变与异常。

再具体一点，对于此书重点讨论的胰腺疾病及肿瘤，MRCP 可以发现和定性胰腺囊性病变，鉴别导管内乳头状黏液瘤与其他胰腺囊性病变。也可以辅助鉴别胰腺实性病变的良恶性等（比如胰管内肿物与结石）。

对于第二章提到的黄疸，MRCP 是优选的无痛鉴别诊断方法。有助于确定梗阻性黄疸患者的梗阻部位、范围及初步判断肿物的良性、恶性。

七　MRCP 也是磁共振检查，两者可以相互取代吗

MRCP 只是显示由于病变造成的管腔改变，对引发管腔改变的周围组织病变的诊断还是要靠常规 MRI 检查。比如，

MRCP发现胆总管下段局部狭窄导致近端胆管扩张，可以初步判断为胆总管下段、胰头或十二指肠乳头部恶性病变继发胰胆管梗阻扩张。但对于这些局部病变的大小、性质、周围侵犯程度、淋巴结转移与否，都要靠常规MRI或CT增强检查而定。

反过来说，常规的MRI可以独立诊断胰、胆管疾病，MRCP与MRI结合使用可以对病变的结构有更深入了解。所以，MRCP只是一种辅助方法和对MRI的补充，不能取代常规MRI检查。

八 有必要做PET-CT检查吗

这PET-CT可是临床检查诊断中真正的“核武器”。之所以这么说，是因为PET-CT检查不是在普通的放射科或是影像诊断科进行的，而是在核医学科，是真正意义上利用含有放射性物质的核素进行的检查。

PET是英文正电子发射断层成像（Positron Emission Tomography）的缩写，PET-CT是一种先进的核医学影像技术，它将PET与现有的CT成像技术有机地整合到同一台设备上，并把不同性质的图像进行同机融合显示。这样整合的好处很明显：PET的代谢功能显像与CT的组织结构成像融为一体，优势互补，一次成像既可获得PET显像，又可获得相应部位的CT图像，既可准确地对病灶进行定性，又能准确定位。不但能查出早期肿瘤，而且能够区分肿瘤是良性的还是恶性的。与普通B超、CT、MRI相比，具有更高的灵敏度和准确度。

简而言之，CT可以看到形态变化，PET可以发现代谢变化，PET-CT是将两者合二为一。胰腺癌临床诊疗指南将PET-CT作为常规影像学检查（CT、MRI等）的一个重要补充手段，在胰腺癌的诊断、分期及预后判断等方面具有一定的优势。

PET-CT在胰腺癌诊疗中的应用主要体现在以下几个方面：

1. 提高诊断的正确度：在胰腺癌的影像学诊断中，PET-CT由于能观察病灶的代谢情况，相比较单纯的形态学诊断（CT、MRI等）更具有优势，有研究表明PET-CT诊断胰腺癌具有更高的诊断率，敏感性为85%～90%，特异性为55.6%～94%。

2. 更好地判断有无远处转移：PET-CT能够很早地发现肿瘤远处转移，较单纯某一部位检查的CT或MRI更具有优势，甚至还能发现微小的转移淋巴结（直径小于1厘米）。

3. 胰腺癌的预后诊断：胰腺癌的预后受多种因素影响，其中肿瘤有无转移、肿瘤细胞的类型等均是影响胰腺癌患者预后的重要因素。这些因素的判断往往是治疗后才能知晓，而在治疗前就能做出判断的因素较少。有研究表明，PET-CT的标准摄取值（SUV）、代谢肿瘤体积（MTV），和病灶糖酵解总量（TLG）等，是治疗前预测胰腺癌患者生存期的独立有效指标。

4. 胰腺癌的疗效判断：常规CT或MRI是根据肿瘤的体

积变化（即形态变化）进行疗效判断，而胰腺癌一般边界不清，根据胰腺肿瘤大小判断疗效存在局限性。在肿瘤评价标准中建议，PET-CT 的 SUV 值下降 30% 可作为肿瘤治疗有效的临界值，也就是说 PET-CT 可以在肿瘤大小出现明显变化之前就探测到瘤体代谢的改变，从而更早地判断胰腺癌的疗效。

5. 复发的监测：对于已接受各种治疗，尤其是手术切除后的胰腺癌患者，PET-CT 能够监测肿瘤有无复发，助力早期干预。

九　PET-CT 可以用来筛查早期胰腺癌吗

尽管 PET-CT 灵敏度高，将 CT 的解剖形态成像与 PET 的功能代谢成像精确融合，可以显示脏器或病变的形态、位置及大小等解剖学结构，并且同时提供器官和病变的功能代谢，能最大限度明确肿瘤的诊断、分期及有无远处转移。但 PET-CT 也有其应用的局限性：慢性胰腺炎可使葡萄糖代谢率比正常组织的代谢率高，出现假阳性；对于某些缺乏血供的胰腺肿瘤，可能会漏诊，导致假阴性的结果。另外 PET-CT 在国内医院装备数量有限，检查费用昂贵，不适合作为早期胰腺癌筛查的方法，还不能替代高质量的胰腺多层螺旋 CT（MDCT），但是可作为其他影像学及血清学难以确诊时的辅助临床诊断。

延伸阅读

PET-CT 是万能的吗

当然不是，PET-CT 也许存在不足。

1. 对于医院来说，仪器设备的价格极为昂贵，运行与维护的成本很高。对于患者来说，目前每次检查费用约为 7 000 元，价格昂贵。

2. 存在较大辐射。一部分是 CT 扫描时发出的 X 线，另一部分是 PET 显像时放射性药物 18F-FDG 所发射的 γ 线。不过也不必因此抵触和过度紧张，在进行检查时，是会给受检者充足防护的，并且放射性药物的剂量都是在安全范围内，24 小时后就会代谢出体外。

3. 不能取代病理学检查，PET-CT 的本质还是一种影像学检查，它不能代替病理组织活检。但 PET-CT 可以帮助我们精准寻找到活性最高的病灶，指导医生采样活检，从而提高活检的准确率和阳性率。

4. 对部分器官组织存在"盲区"，不能夸大 PET-CT 的作用。比如对于脑转移肿瘤，PET-CT 会因受大脑本身葡萄糖高代谢的影响而存在误差；对于胃肠道的早期微小肿瘤，PET-CT 并不能直接观察到胃肠道黏膜的变化；对于某些类型的淋巴瘤，18F-FDG 摄取不高且稳定性差；甚至在一些特殊类型的感染性病变时（结核病、真菌感染等），因为炎症区域内激活的炎细胞摄取 18F-FDG 增高，不易与肿瘤病灶区分。

十　ERCP 与 MRCP 有什么不一样

ERCP 是 Endoscopic Retrograde Cholangiopancreatography 的简称，又称为经内镜逆行胰胆管造影术。ERCP 是一种微创内镜技术，将电子十二指肠镜从口腔插入，通过食管、胃、十二指肠到达与胆总管相连的十二指肠乳头后，再注入造影剂以观察胰胆管结构。这项技术可以用于诊断和治疗多种胆道、胰腺的疾病，如胆总管结石、胰腺炎等。

ERCP 与 MRCP 的区别主要在于检查方式、适应证、风险和操作便捷性这几个方面。ERCP 是一种内窥镜检查方法，需要插入内窥镜到十二指肠，注入造影剂进行检查。而 MRCP 是无创的磁共振成像技术，不需要插入任何器具，通过磁共振成像来检查胆管和胰腺的病变和结构异常。

ERCP 主要适用于一些需要治疗的疾病，如胆管结石、胆道炎症、胰腺炎、胆管肿瘤等。而 MRCP 主要用于检查和诊断胆管和胰腺的病变和结构异常，如胆道狭窄、胆管扩张、胆管肿瘤、胰管狭窄等。

因 ERCP 是有创操作，所以对技术有要求，存在有一定风险。由于需要内窥镜插入，有胰腺炎、出血、感染等并发症发生的概率。MRCP 则是一种无创的检查方法，风险较低。当然在操作前会进行详细的术前评估，包括患者的一般状况、心肺功能等基础情况，实施前需反复评估操作的必要性、患者的耐受性和检查的风险性。

十一　听说胃镜能诊断胰腺癌，是真的吗

没错，只不过这不是普通的胃镜，而是一种特殊类型的胃镜——超声内镜。顾名思义，超声内镜（Endoscopic Ultrasound，简称 EUS）是一种集超声波检查与胃镜检查为一体的医疗设备，它将微型超声探头安置在内镜前端，当内镜进入食管及胃腔后，在内镜下直接观察食管、胃腔内形态的同时，又可进行实时的超声扫描，以获得食管、胃壁各层的组织学特征，以及周围邻近脏器的超声图像。

简单讲，就是做一次胃镜的同时又做了一次胃及周边组织的超声检查。

我们在本章节的超声检查部分曾谈到过超声波对于含气体的组织穿透性极差，无法准确显像，所以不适合在体外用于对食管、胃肠道（内部都含有气体）等空腔器官的检查。

超声内镜则完美地避开了以上缺点。它的超声探头可以随着胃镜进入食管和胃内部，这样就不受气体的影响，直接接触消化道黏膜。它可以充分发挥超声检查的优势，从而获得更清晰、全面的腹腔深部脏器一手图像，可以获得胃肠道的层次结构的组织学特征，及周围邻近脏器（比如胰腺、胆道、腹膜后淋巴结等）的超声图像，对消化道病变性质进行鉴别诊断，判断其侵袭深度和范围。EUS 技术在国内大型三甲医院均已普及，它对于消化道肿瘤的起源部位、肿瘤侵犯深度、周边淋巴结受累情况、肿瘤手术前分期起到重要作用，甚至在某些方面优于腹部 CT 或 MRI 等检查方法。

对于胰腺检查来说，胰腺位于腹腔深部，穿刺组织明确病

理相比其他脏器困难更大。超声内镜在这时就可以大显身手了，其诊断胆道、胰腺疾病的准确率高于95%，相比于CT、MRI、MRCP有着独特的优势，特别适合微小病变的发现，比如胰腺与壶腹部直径小于1厘米、胆总管直径小于0.5毫米的病变。

超声内镜还可以隔着胃壁和十二指肠壁，以最近的距离查看胆总管和胆囊内的病变，清楚地看到微小的胆总管和胆囊结石、息肉或者肿瘤。对于存在梗阻性黄疸的患者，沿胆管扫描可以精确定位梗阻部位，通过观察梗阻部位病变的形态及回声特点，判断病因是结石、肿瘤还是其他疾病，并明确周围组织器官受累情况。

超声内镜还可以在超声波的引导下对胰腺病灶进行精确的穿刺活检，不仅损伤小、无疼痛，而且因为定位更加精准，获得病理阳性结果的成功率很高，是目前获取胰腺肿物组织的首选方法，是诊断胰腺病变不可或缺的技术之一。

延伸阅读

超声内镜检查和治疗胰腺炎

急性胰腺炎往往是因为胆结石堵住了胰管的出口，使胰液反流所致。只有将引发堵塞的因素去除，胰腺炎才能尽快好转。然而，CT或MRI检查常常很难发现胆总管内的微小结石，而超声胃镜可以看到直径2～3毫米的结石，从而帮助明确急性胰腺炎的病因，指导相应治疗。

除了协助诊断，超声胃镜还能进行临床治疗，比如急性胰腺炎假性囊肿引流，盆腔或纵隔内的脓肿引流，甚至还能对腹腔神经丛注射药物止痛。

十二　对于胰腺癌的早发现早诊断，超声内镜有多强

超声胃镜可提高胰腺癌的检出率，对直径 1 厘米以下的胰腺病灶或胰腺导管内乳头状黏液性肿瘤的诊断敏感度高于普通超声、CT 和 MRI。诊断 T1 与 T2 期（早期胰腺癌）的敏感性和特异性分别为 72% 和 90%。当 CT 未发现肿块时，超声胃镜的诊断准确率为 92%。对于影像学未检出的胰腺癌，尤其是早期胰腺癌，推荐在其他评估手段前先采用超声胃镜。此外，超声胃镜发现主胰管的局部不规则狭窄也是诊断早期胰腺癌的重要影像学表现，还可以显示胰腺周围血管和淋巴结的情况，为手术方案的选择提供重要依据。

超声内镜在胰腺癌诊断中具有以下优势：

1. 高分辨率成像：超声内镜能够提供高分辨率的图像，使得医生能够清晰地观察到胰腺的细节，包括肿瘤的大小、形态和位置。

2. 避免干扰：由于内镜直接通过消化道进入，它能够避免胃肠道气体和腹壁脂肪的干扰，这对于准确诊断胰腺病变尤为重要。

3. 评估血管和淋巴结：超声内镜结合彩色多普勒超声技术可以评估胰腺及周围血供情况，明确是否有区域淋巴结转移及血管累及，这对于胰腺癌的分期和治疗规划非常关键。

4. 早期诊断：EUS 在鉴别诊断小胰腺癌和胰腺其他实体瘤中，其灵敏度和特异度均很高。在原位癌的诊断中，EUS 联合磁共振胰胆管成像可检测胰腺导管极细微的不规则狭窄，这一改变在胰腺原位癌的诊断中有着关键意义。EUS 可以和

磁共振胰胆管成像互补，增强灵敏度，EUS 对实性占位，尤其是小胰腺癌更为敏感。

5. 准确性高：超声内镜的诊断敏感性和特异性均优于 CT 检查，对于早期诊断和判断病情进展程度有重要作用，随着一些新兴技术的发展，比如 EUS 弹性成像（EUS-EG）、造影增强 EUS（CE-EUS）等，共同推动辅助胰腺癌的早期诊断。EUS-EG 是通过组织弹性系数的量化和可视化，对目标组织结构受压后内部应力的变化进行定性及定量分析，从而更好地判断肿瘤的良恶性。它能够“可视化”组织的弹性特征，有助于识别局灶性病变的性质和胰腺周围的肿大淋巴结。CE-EUS 是指在 EUS 检查期间通过在静脉内注射微泡造影剂，对病变进行“血池成像”的方法，不同的胰腺疾病可表现为不同的强化图像，可更好地区分胰腺癌与胰腺其他性质的占位，尤其是胰腺癌与低回声肿块的鉴别诊断。EUS-EG 及 CE-EUS 等技术的进步，也使它们在无创鉴别诊断胰腺癌中成为不可或缺的检查方式，可以弥补传统穿刺活检的有创风险。

6. 穿刺活检：必要时，超声内镜可以在引导下进行穿刺活检，可通过最短的路径直接获取胰腺占位性病变组织的细胞，这有助于鉴别肿物的良恶性。超声内镜下细针穿刺或活检获取病理组织的准确率高，已成为临床上最常用的获取胰腺组织的手段。但作为有创检查，无法避免有并发症的可能，所幸整体发生率较低。

总体来说，超声内镜在胰腺癌的诊断中提供了一种高精度、高分辨率的成像方法，以及深入组织进行活检的能力，相对于传统的经皮穿刺活检，超声内镜引导下的胰腺细针穿刺活检更安全、耐受性更好，诊断率更高，且腹腔种植转移的风险更小。更加先进的增强型超声内镜等技术为胰腺癌的早期诊断提供了新方法，可以在注射造影剂后评估胰腺血管分布，更准确地观察到胰腺实体的病变，对胰腺癌的阴性诊断具有高度特异性（超过 98%），还有助于区分胰腺癌和神经内分泌肿瘤、淋巴瘤、转移和实性假乳头状肿瘤，这些都是它在胰腺癌诊断中的重要价值。

第四章

如何明确胰腺肿瘤的诊断

虽然联合使用多种检查方式，综合判断，能够让肿瘤无所遁形，但一定要有病理学的诊断才能最终确定。这就是我们常说的“金标准”，也是患者们困惑和担心比较多的环节。不要怕，了解本章的知识后，就能和医生一起做好这项重要工作，顺利地获得准确诊断。

一 什么是病理学诊断

通过前面的章节，我们了解了胰腺癌的影像学诊断及实验室诊断，这些诊断是从胰腺的形态构象和血液中肿瘤标志物的高低变化提示肿瘤的存在。若要想真正确诊胰腺肿瘤，必须依赖病理学诊断。

病理学诊断是病理科医生对手术切除或活检取出的肿物样本，用肉眼观测其大体形态改变，并在显微镜下进行组织学检查，人工观察与分析组织结构和细胞病变特征而做出的疾病诊断，是各种肿瘤检查方法中最可靠的方法，也是疾病的最终诊断。病理诊断被誉为“金标准”，是临床医生必不可少的诊断标准。

病理学诊断是肿瘤临床医学中最高级别的诊断，也是最关键、最定性的诊断，因为其为肿瘤的诊断、分期、分类和确定治疗方案，以及为判断疾病进展、预后和疗效提供客观依据。再通俗一些，医生要求做病理学检查的目的是明确最终诊断，用于判断病变的性质（是炎症还是肿瘤）。如果是肿瘤，还需要判断是良性肿瘤，还是恶性肿瘤。病理报告的结果是病变性质的“判决书”，它直接关系到临床医生对治疗方案的选择，以及对病情预后的判断。

二 病理学诊断为什么不能当场出结果

很多患者做完活检或手术后经常来问：为什么病理诊断

要等那么久（一般来说5天，特殊情况下时间会更长）？为什么不能当场出结果？

这就涉及病理学检查的流程了。从获得手术切除或是活检取出的样本那一刻算起，直至得出正式的病理报告，简单地说需要经过固定、取材、制片、阅片与诊断4个关键流程。通常，从一个组织样本到制作成一整套可供阅读的病理切片，需要经过40余道技术步骤，耗时十几个小时甚至数天，其间任何一个环节处理不当，都会影响切片的清晰度，进而影响病理诊断结果的准确性。加上病理科医生还需要至少两次阅片的过程，得出诊断的总计时间要3～5天。以上这些步骤都是任何机器设备取代不了的，因此，病理学检查不同于普通的抽血化验和拍片检查，不能实现“立等可取”。

三　术中冰冻病理结果能代替术后的病理结果吗

有人会问：术中冰冻病理不是在手术台上就可以获得病理结果的吗？为什么也是“病理”，这个检查需要的时间就很短？已经做了术中病理，为什么还要等术后病理呢？

术中冷冻病理切片，确实很快可以获得病理结果。在手术过程中，将切除的组织放入冷冻切片机中，待组织冷冻变硬后，进行切片，并快速镜检得出初步结果。通常，从标本送检到得出报告，需要半小时左右。术中冰冻病理结果虽然及时、快速，但与普通的术后病理结果相比，有着一定的不足，比如：

1. 术中冰冻通常只能选取1～2块肉眼判断有问题的组织

进行切片观察，送检标本数量少，不能充分反应病变的全貌和本质。

2. 术中冰冻组织的切片因制备简易，导致图像清晰度有一定影响，诊断与最终的大体病理有一定出入。

3. 术中冰冻诊断因为没有特殊染色或免疫组化等辅助手段，某些病变仅凭图像并不能明确诊断。

4. 受上述种种条件的限制，术中冰冻病理的诊断非常考验病理科医生的经验和功力。

术后石蜡病理是经过全面规范取材及一系列鉴别诊断得出的结论，可补充术中冰冻诊断的缺陷，甚至更正术中冰冻诊断的错误，并提供临床所需的更全面的信息。所以，术中冰冻病理结果不能代替术后的石蜡病理结果，一切病理诊断结果均以术后大体的石蜡病理诊断为准。

四　如何得到胰腺肿瘤的病理学诊断

经过上述的讲解，我们知道了确诊肿瘤的最终方法是病理学诊断。那么对于胰腺癌，如何获取一份病理学诊断报告？

首先要拿到肿瘤组织标本，才能做病理学检查。那么标本从何而来？最常见的有三种办法：

1. 手术切除的肿瘤组织标本：对于能够进行胰腺癌切除术的，手术中切除的肿瘤组织是最完美、最理想、最可靠的送检样本，因为样本的体积相对较大，便于整体观察和多处取材制作石蜡病理切片，而且能够日后再次取材补充病理诊断和检测新的项目。但缺点是只有少数患者有机会去做完整的胰腺癌切除术。

2. 通过穿刺活检得到标本： 在临床工作中，大部分胰腺癌患者初诊时没有机会行根治性手术，这时候为了明确病理诊断，须做胰腺肿物穿刺活体组织检查（简称活检）术取得肿物标本。这种活检需要在 B 超、CT，甚至是超声内镜的引导下才能完成。穿刺活检的优势是适用范围广、创伤小、操作时间短（0.5～1 小时），缺点是穿刺术获得的肿瘤组织样本量少，日后若需再次使用，可能会存在样本不够用的窘境，也不能判断肿瘤的整体情况，更不能判断肿瘤周边淋巴结受侵范围等。

3. 胰液的细胞学检查： 胰液细胞学检查是一种通过检查胰液中的细胞来诊断胰腺疾病的方法。胰液细胞学检查是一种安全有效的诊断方法，可以协助医生确定胰腺疾病的类型和严重程度。

上述的方法中的任何一种都可以得到体积大小不一的肿瘤细胞或组织标本，医生在得到这些标本后，快马加鞭地送到病理科，工作人员会按照规范和流程处理，制成石蜡切片或细胞学涂片，供病理医师做出最终诊断。

手术后病理学诊断报告内容或者说提供的信息会比较全面，包括：标本的外观描述（如病灶体积大小、质地等）、显微镜下的细胞形态描述、组织学类型及分级、免疫组织化学检查结果、病理诊断名称、肿瘤浸润范围与切缘、有无脉管癌栓及神经浸润、胰腺被膜情况、淋巴结有无转移、TNM 分期等。此外，还可附有与药物靶点检测、生物学行为评估及预后判断等相关的分子病理学检查结果。

延伸阅读

胰液细胞学检查步骤

- **准备：** 患者需要在检查前禁食8～12小时，以确保胰液的分泌量充足。在检查前，医生会询问患者的病史和用药情况，并告知患者需要注意的事项。
- **麻醉：** 在进行胰液细胞学检查时，通常需要使用局部麻醉或全身麻醉，减轻患者的疼痛和不适感。
- **插入导管：** 医生会在患者的口腔或鼻腔中插入一根细长的导管，通过食管进入胃部。然后，医生会将导管进一步推进到十二指肠和胰腺的位置。
- **收集胰液：** 一旦导管到达目标位置，医生会通过导管向胰腺注入一种液体（通常是生理盐水或甘露醇），以刺激胰腺分泌胰液。然后，医生会使用特殊的设备收集胰液样本。
- **细胞学检查：** 收集到的胰液样本将被送到实验室进行细胞学检查。实验室技术人员会使用显微镜观察样本中的细胞形态和结构，以确定是否存在异常细胞或其他病理变化。

五　胰腺穿刺组织学检查风险大吗

组织病理学或细胞病理学是确诊胰腺癌的唯一依据。在实际临床工作中，绝大部分胰腺癌患者无法进行完整的手术切除，穿刺活检术是不可替代的获取肿瘤组织的最佳方式，是明确胰腺肿物或是转移灶肿物病理学诊断的必需过程，对制订治疗方案、明确预后有着重要的作用。

穿刺活检术的本质是一种具有微创性质的临床操作手术，既然是临床微创手术操作，就存在一定的创伤和相关风险：

1. 出血：这个好理解，穿刺是用一根特殊的针管直接刺入肿瘤组织中取样，若穿刺过程中碰到血管，会有出血。

2. 损伤：因为胰腺组织深居体内，周边邻近器官多，解剖结构复杂，穿刺过程中可能会对周边组织器官和血管造成损伤。

3. 胰瘘、胰腺炎、腹膜炎：胰腺内含有胰管和胰液，穿刺可能会引起胰液外漏，引发胰腺炎甚至腹膜炎。

4. 感染：若操作中消毒不当或是机体本身有易感因素（比如糖尿病、免疫功能低下等），可能会有术后穿刺部位感染的风险。

5. 种植转移：胰腺穿刺活检方法的进步，已经极大降低了肿瘤细胞针道播散种植转移的可能性。目前经过针道种植转移的情况非常罕见。

总体而言，肿瘤穿刺活检术目前已经成熟和普及，尤其是超声胃镜引导下的穿刺活检，是诊断胰腺疾病最安全和最准确的穿刺技术。只要是在正规医院、在正确的引导下（B 超、CT、超声内镜等）严格规范地操作，非常安全可靠，发生术后并发症的风险概率非常低。

六　怎么确定到底是否需要穿刺检查

是否需要进行胰腺穿刺组织学检查，应该根据具体情况来决定。如果其他检查方法无法明确诊断或治疗效果不佳，或者存在高度怀疑恶性肿瘤的情况，医生会建议进行胰腺穿刺组织学检查。但是，如果患者有出血倾向、严重的心肺疾病或其他严重疾病，或者妊娠等特殊情况，则需要慎重考虑穿刺检查。

综上，胰腺穿刺组织学检查是一种有一定创伤和风险的检查方法，也需要根据具体情况来决定是否需要进行。如果需要进行这种检查，请务必遵循医生的建议和指示，并注意术后的护理和观察。

身边的故事

“996”打工人在剧痛中倒下

在过去的32年里，小王从未想过自己会与“癌症”这个词汇产生如此紧密的联系。直到那一天，一纸诊断书如同一道晴天霹雳，将他从平静的生活中猛然震醒。是的，小王成了一名胰腺癌患者。而这一切的开始，都要从那次病理穿刺说起。

小王本是一个90后，普普通通的当代“牛马”。尽管“996”让他属于自己的时间少之又少，但小王也尽可能保证每周有两个半小时的运动时间。工作之余，其他都是将就。尤其是日常饮食，平时以外卖为主，吃得健不健康全凭商家的良心。

2023年底，小王开始感觉到腹部有些不适，痛的感觉时隐时现。起初他并没有太在意，以为只是普通的胃痛或是消化不良。他想，或许过段时间就会自己好起来的。然而，随着时间的推移，那种不适感非但没有减轻，反而日益加剧，体重也开始莫名其妙地下降。直至一个阳光很好的午后，剧烈的腹痛让小王几乎无法站立，他才意识到问题的严重性。在室友的催促下，小王来到附近的医院就诊。

经过一系列的检查，包括血液检测、腹部超声和CT扫描，医生告诉小王，胰腺部位有一个不明肿块包绕着血管，不排除胰腺恶性肿瘤，具体需要穿刺明确病理。

“不可能，大概率还是良性的，不就前几天吃得油腻了点。我才30出头，不会的不会的……”小王内心不断安慰着自己。

为了明确诊断，医生建议小王进行病理穿刺活检。说实话，当小王听到这个词的时候，心里是充满恐惧的。穿刺？那意味着要有一根长长的针扎进身体，去取那块可能藏着癌细胞的组织，他害怕疼痛，更害怕那个未知的结果。但是，小王知道，逃避并不能解决问题，只有明确了病情，才能有针对性地进行治疗。

那天，小王躺在穿刺室的病床上，紧张得几乎无法呼吸。医生在他腹部涂上了消毒液，然后拿起了那根长长的穿刺针。那一刻，小王仿佛能听到自己心跳的声音。穿刺的过程比小王想象中的要快很多，虽然有些疼，但还在能忍受的范围内，医生说一般2周左右会出结果。

等待结果的那几天，对小王来说是漫长而煎熬的。他每天都在心里默默祈祷，希望那只是一个良性的肿块。然而，现实是残酷的，病理报告上面赫然写着“胰腺癌”三个大字。那一刻，小王感觉整个世界都崩塌了。

确诊后，小王开始了漫长而艰难的抗癌之路。由于肿瘤已经处于中晚期，失去了手术的最佳时机，医生建议小王进行化疗和放疗。听到这个消息，他的心里五味杂陈。但为了活下去，似乎没有别的选择。

为了照顾小王，妈妈辞去了老家养老院里护工的活儿，来上海照顾他。化疗的过程是极其痛苦的，每次化疗前，小王都要提前服用一些止吐药和抗过敏药，以减轻化疗的不良反应，然而，即使是这样，化疗的不良反应还是让小王感到恶心、食欲不好，头发也大把大把地脱落。相比身体的折磨，小王更无法直视镜子里的自己。

小王时常在想：是什么让我得癌，是巨大的工作压力吗？是我经常吃外卖吗？是我成天闷在办公室里见不到阳光吗？他不明白也不理解，难道这就是命吗？看着年迈的母亲，小王知道自己不能放弃，只有坚持下去，才有机会。

每次化疗前，小王都会想起病理穿刺时医生的叮嘱：“只有明确了病情，我们才能制订更有效的治疗方案。”这句话成了小王坚持下去的动力。

在治疗的过程中，小王也深刻体会到了病理穿刺的重要性。如果没有那次穿刺，自己可能还在盲目地寻找病因，错过最佳的治疗时机。而现在，他能够清晰地了解自己的病情，与医生共同制订治疗方案。

确诊后，小王的生活发生了翻天覆地的变化。他一改往日快节奏的生活模式，开始尝试着让自己慢下来。他会和隔壁退休的张爷爷一块儿，清晨漫步在小区的中心花园，一边晒着太阳，一边听着单田芳的《杨家将》，又时而聊着国际局势和台海问题。看着一手提着电脑包，一手拿着包子的邻居们行色匆匆，那一幕既陌生而又熟悉……

在抗癌路上，小王通过病友群结识了很多“战友”，他们来自五湖四海，互相鼓励着，支持着，共同度过了许多艰难的时刻。如今，小王已经与胰腺癌抗争了一年多的时间，虽然不知道未来还将面临多少未知的挑战，但他不怕了。

或许我们无法延长生命的长度，但我们可以拓宽生命的宽度，增加生命的深度，让每一刻都充满意义与价值。

这是小王的故事，未完待续……

第五章

胰腺癌的主要治疗手段

很多读者每当进入一家陌生的大型医院后就会茫然，不知所措，一是因为现在的医院规模都很大，各科室（就诊、化验、拍片、治疗等）到处分散，大多不在同一个地方，自然就分不清东西南北，找不到自己要去哪里。二是因为对某个疾病不了解，尤其是肿瘤，每个不同阶段在不同科室治疗，不知道该去看哪个科室、哪位医生最好，不知道哪个阶段在哪个科室治疗合适。

对于胰腺癌，医院内涉及的治疗科室大框架下有外科、内科、放疗科、介入科等，后续我们会逐个介绍。

一 治疗目标和原则如何定

1. 对于早期的患者

如果身体状况可耐受手术，目标是根治。建议行手术切除根治肿瘤，根据肿瘤所在部位、大小选择不同的手术方式。

对于伴有重度黄疸或胆管炎的患者，可先做胆道引流，通过内镜下置入胆管支架或经皮经肝胆道穿刺置管术（PTCD），降低黄疸及改善肝功能。通常需观察2～3周，再行根治术。手术方式根据患者肿瘤位置、大小等不同来选择，主要包括胰十二指肠切除术、保留幽门的胰十二指肠切除术、联合门静脉切除的胰十二指肠切除术、胰体尾+脾脏切除术、全胰十二指肠切除术等。

术后需要辅助治疗，胰腺癌根治性切除术后的患者辅助化疗目的在于预防复发，延长患者的生存时间。目前常用的化疗方案仍是基于吉西他滨及氟尿嘧啶两类药物。

2. 对于晚期胰腺癌患者

这时候的治疗目标侧重于提高生活质量，延长生命。对于不可切除的胰腺癌合并胆道梗阻的患者，首选的治疗为内镜胆道支架置入术。多数情况下推荐金属支架的置入。如果无法通过内镜置入胆道支架，可以考虑通过经皮胆道穿刺引流术来缓解胆道梗阻的症状。

3. 如果术前预测肿瘤可切除，而手术中发现实际无法切除

对有黄疸的患者，可以选择胆道旁路术。幽门梗阻或十二指肠梗阻，可放置支架或行姑息性的胃空肠吻合术来缓解上述梗阻。胰腺分泌不足而导致脂肪、蛋白质及碳水化合物吸收不

足，引起营养不良，可给予胰酶替代治疗。

腰背痛是胰腺癌最常见的症状之一。可以根据 WHO 疼痛控制三阶梯原则给予止痛药物，在给药过程中注意及时处理口服止痛药物的不良反应如恶心呕吐、便秘、头晕头痛等。对于手术探查发现不可切除的胰腺癌患者，可在术中联合腹腔神经丛无水酒精阻滞术解除疼痛症状。

4. 放疗和化疗

放疗和化疗是局部晚期或转移性胰腺癌的传统治疗选择。体力状态好的患者，可能通过化疗提高生存时间。局部晚期但无全身转移的胰腺癌患者，经过活检证实为胰腺癌（黄疸者已行减黄治疗），可接受同步或序贯化放疗。部分患者通过化放疗后显著缓解、肿瘤降期，仍有手术根治的机会。

二　根治性切除胰腺肿瘤的手术难度大吗

外科手术切除肿瘤是胰腺癌患者获得治愈机会和长期生存的唯一有效方法。切除，是不是听起来非常简单？其实不然。

理想的外科手术尽力追求实施根治性切除（术语称 R0 切除）。依据国家卫生健康委员会颁布的诊疗原则，在对患者进行手术治疗前，必须要做各种影像学检查、全身情况评估，以及多学科会诊，讨论手术能否达到 R0 切除。

对可切除类别肿瘤，行胰腺癌根治术。适合的人群简单而言有以下特征：全身状况良好，多学科评估心、肺、肝、肾功能可以耐受手术；临床分期早；无远处播散和转移。

手术的方法与胰腺肿瘤的部位有较大关系。

1. 肿瘤位于胰头和钩突部：一般行胰十二指肠切除术（Whipple 手术）：此手术还适合法特壶腹癌、胆总管下段癌、壶腹周围的十二指肠癌的外科治疗，切除范围广、难度大，需要切除包括远端胃、胆总管全段和胆囊、胰头、十二指肠、近段空肠，胰腺前方的筋膜和胰腺后方的软组织，钩突部与局部淋巴液回流区域的组织，区域内的神经丛，大血管周围的疏松结缔组织等部位。

2. 肿瘤位于胰腺体尾部：可行胰体尾加脾切除术，范围小于 Whipple 手术，包括胰腺体尾部、脾及脾动静脉、淋巴结清扫，可包括左侧肾筋膜和部分结肠系膜等。

3. 肿瘤较大，累及全胰或胰腺内有多发病灶：可行全胰切除术。切除范围就更广了，包括胰头部、颈部及体尾部，十二指肠及第一段空肠，胆囊及胆总管，脾及脾动静脉，淋巴结清扫，可包括胃窦及幽门、肾筋膜、部分结肠系膜等。

可以看出，上述的任何一种胰腺手术均涉及多个腹腔器官、操作难度大，而且手术时间长，是胰腺外科大型手术，对医生的技巧和经验要求极高。

三　胰腺肿瘤可能可以切除，是怎么治疗的

根据肿瘤有无远处转移，肠系膜上静脉或门静脉是否受侵；腹腔动脉干、肝动脉、肠系膜上动脉是否累及和累及的范围等方面进行评估，将肿瘤分为可切除、可能切除和不可切除三类而分别制订具体治疗方案。

肿瘤可能切除的患者获得根治性切除率较低，最佳治疗策略一直在探索。目前提倡新辅助治疗先行的治疗模式，即有可能获益的患者先行新辅助治疗（化疗、放化疗联合等），之后再次评估，等肿瘤退缩（肿瘤降期）后，有根治机会时再行手术治疗。

另外，对临界可切除胰腺癌患者推荐参加临床研究，一般情况下不推荐患者直接行姑息性切除。

四　局部晚期胰腺癌不可切除，还有手术机会吗

对于此部分患者，积极治疗仍有可能获得较好的治疗效果。合并胆道梗阻患者，或预期可能出现胆道梗阻的患者，可考虑进行胆总管 / 肝总管—空肠吻合术；有十二指肠梗阻患者，如预期生存期大于 3 个月，可行胃—空肠吻合术。术中可采用术中放疗、消融治疗等方式对肿瘤进行局部治疗，达到增加局部控制率，缓解疼痛的作用。同时多需联合药物化疗，甚至放射治疗。

延伸阅读

胰腺癌术后最危险的并发症有哪些

胰腺癌根治手术涉及的腹腔器官多、难度极大，会有一定比例的并发症。最危险的有如下两种：

- **出血：** 术后出血是所有手术需要密切关注的并发症，术后出血在手术后 24 小时以内为急性出血，超过 24 小时为延时出血。主要包括腹腔出血和消化道出血等。腹腔出血主要是由于术中止血不彻底、凝血机制障碍等原因。主要预防的方法是手术中严密止血，仔细检查血管的缝扎，术前纠正凝血功能等。消化道出血多为应激性溃疡出血。其防治主要是术前纠正患者营养状况，尽量减轻手术和麻醉的打击。
- **胰瘘：** 胰瘘是胰腺切除术后常见且危险的并发症，是患者围手术期死亡的主要原因之一。当胰腺组织受到破坏后，胰液由非生理途径外流者称为胰瘘。胰瘘分为胰外瘘和胰内瘘。胰液经腹腔引流管或切口流出体表，向体外流出者称为胰外瘘；向腹腔内流入者称为胰内瘘。胰液在腹腔内积聚可引起周围组织坏死，并继发难以控制的感染，很容易出现多器官功能障碍甚至死亡。胰瘘的处理包括适当禁食，有效且充分引流，控制感染，营养支持，抑酸抑酶等。胰瘘仍然是胰腺外科需要不断努力解决的难题之一。

五　胰腺癌的介入治疗效果好吗

介入治疗是一门融合影像诊断和临床治疗于一体的新兴学科，是介于外科、内科治疗之间的治疗方法。它是在CT、超声和磁共振等影像设备的引导和监视下，利用穿刺针、导管及其他器材，通过体表、人体自然孔道或微小的创口，将特定的器械导入到体内病变部位，进行诊断和微创治疗的一系列技术的总称，具有创伤小、恢复快、并发症少、起效快等特点。

恶性肿瘤的介入治疗分为血管性介入治疗和非血管性介入治疗。血管性介入治疗是通过特殊导管选择性地进入肿瘤供血动脉内，并灌注抗肿瘤药物及栓塞血管的物质（栓塞剂，如碘油、载药微球等），使药物直接接触肿瘤组织，起到局部化疗的作用，又能用栓塞剂阻断肿瘤生长所需的血管。非血管性介入治疗是在影像设备的引导下，使用微创的器械，对病变部位直接进行诊断和治疗。主要包括经皮穿刺活检、管腔扩张和内支架成形术、肿瘤所致梗阻部位的引流术、肿瘤冷冻、射频消融、放射性粒子植入等操作。

介入治疗在胰腺癌治疗中应用最多的治疗方式之一是经皮肝穿刺胆道引流术（PTCD）。经皮肝穿刺胆道引流术是在X线及B超的引导下经皮肝穿刺，然后在胆道内放置导管，引流胆汁、解除黄疸的一项治疗技术。

我们在第二章曾介绍，晚期胰腺癌尤其是位于胰头部位肿瘤常常会出现梗阻性黄疸，缓解梗阻性黄疸的办法之一就是PTCD术。它是一种简便、安全、实用的胆道减压方法，是所有胆道梗阻介入治疗的基本技术，能够有效地快速缓解梗阻，并引流淤积的胆汁，减轻肝脏损伤和全身症状；还能用于急性胆道感染，快速降低胆道内部压力，避免感染加重。

胰腺癌的介入治疗还有不可逆电穿孔（即纳米刀）技术，是一种全新的肿瘤消融技术，它通过释放高压脉冲，在肿瘤细胞上形成纳米级永久性穿孔，破坏细胞内平衡，使细胞快速凋亡。特点有：① 消融具有选择性，只破坏肿瘤细胞，不伤及周围血管壁、神经等，消融区界限清楚。② 消融不产生热量，不受邻近的大血管血流所影响。③ 导致细胞凋亡。④ 可以激发抗肿瘤免疫反应。⑤ 治疗时间短。⑥ 消融过程可在超声、CT 或 MRI 上清楚显示。

六　内镜下可以治疗胰腺癌吗

内镜下治疗也是介入治疗的一种方式，还记得超声内镜可以诊断胰腺癌吗？其实内镜下也可以治疗胰腺癌所致梗阻性黄疸。这种治疗技术叫作内镜逆行胰胆管造影术（ERCP），是一种使用特殊内镜检查来诊断和治疗胆道或胰腺系统疾病技术。

具体来说，类似于胃镜检查，医生从口腔将内镜直接插入消化道，到达十二指肠降部后，经十二指肠乳头导入专用器械，进入胆管或者胰管内，在 X 线透视下注射造影剂显影，继而导入子内镜或超声探头观察，进行脱落细胞采集、组织活检等操作，完成对胆道、胰腺疾病的诊断，并可在诊断的基础上实施相应的治疗。ERCP 主要用于诊断、治疗胆管和胰管的疾病，包括胆管结石、胆管炎、胰腺炎、胆道狭窄、胰管狭窄、梗阻性黄疸等。通过 ERCP 表现的主胰管近端狭窄与远端扩张，以及胆总管的形态变化，可对胰腺癌做出间接诊断。

另外，也可以进行胰胆管内细胞刷检或组织活检，从而进一步行胰液、胆汁的脱落细胞学检查或病理学诊断。

在胰腺癌治疗中，ERCP 既可以用于手术前的减黄治疗（详见下一章），也可以通过姑息性引流缓解胆道梗阻，减轻黄疸。尤其对于无法手术的梗阻性黄疸患者，可以一次性完成减黄治疗和病理学活检诊断两件事（即治疗 + 诊断）。

七　胰腺癌根治术后，还需要药物治疗吗

药物治疗是胰腺癌内科治疗的主要方式。以常见的胰腺导管腺癌为例，细胞毒药物是最基础的治疗药物（即化疗），比如有吉西他滨、奥沙利铂、白蛋白紫杉醇、替吉奥等。还有针对肿瘤血管新生的靶向药物，如尼妥珠单抗等；针对肿瘤免疫的治疗，如 PD-1 单抗等。上面这些都是抗肿瘤的药物。还有一类是辅助用药，是用来缓解胰腺癌症状或治疗相关不良反应的，比如止痛药（吗啡 / 羟考酮 / 芬太尼等）、保肝药、止吐药、营养支持用药等。

胰腺癌患者目前有机会治愈的方法是在外科进行完整的肿瘤根治性切除术，但很可惜，能做根治手术治疗的胰腺癌患者少之又少，绝大部分的胰腺癌患者在确诊时都是中晚期，这个时期以药物的内科治疗为主。另外，即使是在根治术后，也需要配合术后的药物治疗，来减少肿瘤复发或转移的风险。

八 胰腺癌的化疗方案是怎么制订的

外科手术治疗、放射治疗、介入治疗都是肿瘤局部治疗的手段，即可以在一定范围内切除、破坏肿瘤细胞。而化疗则是系统性的全身治疗，药物在全身范围内均起作用，能杀死已扩散或转移到其他部位的癌细胞，是各种肿瘤最重要的治疗手段之一，也是肿瘤综合治疗的关键组成部分。

时至今日，虽然靶向治疗、免疫治疗等新型药物已经成为研究和讨论的热点，但化疗依然是目前肿瘤治疗中最常用、最重要的全身治疗手段。化疗药物的目的不仅是杀灭肿瘤细胞、控制肿瘤的生长蔓延和转移，还可以延长患者的生存时间、减轻晚期患者的疼痛、提高生活质量，甚至对某些特定的肿瘤，化疗还可以达到类似“治愈”的效果。

胰腺癌的化疗从术前的新辅助化疗，到术后的辅助化疗，再到转移后的姑息化疗，化疗贯穿于治疗的始终。对于不同类型的胰腺癌患者，制订化疗方案的目的不尽相同。

1. 针对手术根治性切除后的胰腺癌患者

此时的化疗称为术后辅助化疗，与单纯的手术治疗相比，术后辅助化疗具有明确的疗效，可以预防或延缓肿瘤复发和转移，提高术后长期生存率。因此，在胰腺癌术后应实施辅助化疗，一般持续时间为 6 个月。胰腺癌诊疗指南推荐以吉西他滨或氟尿嘧啶类药物为基础的治疗。对于体能状态良好的患者，建议多个化疗药物联合使用。对于体能状态较差的患者，建议给予吉西他滨或氟尿嘧啶类单药，并予以最佳支持治疗。

2. 对于局部晚期、临界可切除的胰腺癌

部分患者经过化疗或放化疗可以使肿瘤缩小 / 降期，使最初不可能根治的手术变得可能，这种目的的化疗称为新辅助化疗或转化治疗。新辅助化疗可以提高手术 R0 切除率，延长患者无病生存期和总生存期。胰腺癌诊疗指南推荐在术前使用新辅助化疗的方法治疗 2～4 个周期后，再行评价或是多学科讨论有无切除的可能。常用的化疗方案有奥沙利铂 + 伊立替康 + 亚叶酸钙 + 氟尿嘧啶（FOLFIRINOX）、白蛋白紫杉醇联合吉西他滨（AG 方案）等。

3. 对于不可切除的或是已有远处器官转移的胰腺癌（也就是 IV 期胰腺癌、晚期胰腺癌）

以化疗为基础的综合治疗有利于减轻肿瘤相关症状，延长生存期和提高生活质量。这种化疗按照使用方案的顺序分为一线化疗（即第一次使用药物治疗时的化疗方案）、二线化疗（即第一次治疗方案失败，更换第二种方案时的化疗）、多线化疗（前两次方案均无效，再次更换方案时的化疗）。对于体能情况良好的患者，诊疗指南推荐一线化疗使用上文的 AG 方案、FOLFIRINOX 方案等，二线化疗使用脂质体伊立替康联合 5－氟尿嘧啶等。对于体能情况较差的患者，一、二线化疗视具体情况使用吉西他滨或是替吉奥单药等治疗。

九　化疗药物如何选择

不同的患者，其实际的个体体能情况、肿瘤在体内的严重程度、经济情况、药物可及性等都不同，接受化疗的目的也各有不同。这个时候医生在诊疗指南的框架下，会进行个体化的药物使用，以期达到最佳的状态。

通常医生在选择药物时，会从以下几点综合考虑：

1. 药物的有效性：即是否对这种类型的肿瘤有效，能够持续控制肿瘤生长。

2. 药物的安全性：即这个药物在确保疗效的同时，也带来最少的不良反应，能使患者接受持续的治疗，不至于中途因不良反应太大而被迫停止。

3. 药物的经济性：即药物是否能够医保报销，患者在经济上能够用得起，家庭没有过多的负担。

4. 药物的可及性：即药物是否能够方便地用上，除非特殊的罕见病或是极端情况，一般不选择稀少的或是不可及的药物。

5. 患者的实际情况：包含两点，即肿瘤在体内的严重程度（肿瘤的病理学类型、肿瘤侵犯或转移的部位与速度等），和患者的实际身体情况（年龄、有无其他慢性疾病、重要器官的功能、既往对放化疗的耐受程度等），决定了是多药联合使用还是一种药物单独使用。

所以说，化疗药物的选择需要医患双方密切地沟通和配合。如果以上五个方面能达成一致，就能选到理想的治疗药物。

延伸阅读

化疗药物的剂量与安全性

可以说，每种化疗药物或多或少都会带来不同程度的不良反应，如何保持药物有效性和药物安全性的平衡，最大限度地限制不良反应，就要依靠科学的计算。

- **按照患者实际体重计算：**例如，如果某个药物的标准剂量是每千克体重 10 mg，那么一个重 50 千克的人会用到 500 mg。
- **按照患者体表面积计算：**某些药物的用量取决于体表面积（BSA）的多少，体表面积会通过一个专用的身高 / 体重公式得出。
- **按照固定剂量计算：**这个好理解，就是每次用药都是一个固定的剂量，一般不会发生变化。多见于单抗药物或是免疫药物。
- **按照 AUC 曲线计算：**这个专业药理学概念对于非医学专业的读者很难理解与掌握，大家只需要知道卡铂的剂量是需要用到 AUC 曲线来换算就行。

在临床实际工作中，每种药物的剂量不是一成不变的，医生会依据肿瘤的类型、患者年龄、实际体能状态、患者对药物的耐受程度，以及既往化疗后不良反应的情况综合考虑调整药物剂量，保证患者的安全用药。

十　化疗的周期如何计算

化疗不是只进行一次就能解决肿瘤问题的，每个治疗方案都有所需的化疗周期要求，这样的做法是为了最大化抗肿瘤治疗效果和最大限度减少药物不良反应。

举个例子：常见的奥沙利铂 + 卡培他滨方案，一个完整的周期是 21 天（也就是每 3 周重复使用一次）。奥沙利铂在这个周期的第 1 天使用，卡培他滨在第 1 到 14 天使用，之后的第 15 到 21 天不用药，是休息时间。在第 22 天时又开始一个新的周期，并如此反复。

在绝大多数情况下，每个方案的药物最佳剂量和用药时间已经通过药物临床试验大数据来确定。建议患者尽可能在合

特别关照

化疗不一定需要一直在医院

化疗的方式除了口服化疗药以外，还有如下多种方式：静脉输液、静脉泵入、动脉灌注、胸腔、腹腔的腔内给药、鞘内注射、肌内注射或皮下注射。

化疗的地点依据药物使用方式和不良反应的程度而不同。比如口服的药物（卡培他滨、替吉奥等），在家中就可自行完成；输液用药需要在医院完成，有两种方式：① 门诊化疗，门诊医师开具化疗处方后在门诊化疗输液室完成，晚上回家休息；② 住院化疗，顾名思义就是在住院部完成治疗，治疗结束，办理出院。

适的剂量下坚持按时完成化疗周期，这是患者获得最大治疗收益的最佳机会。然而，可能在某些时候，严重的不良作用（比如白细胞减少、血小板减少、腹泻、呕吐等）使医生不得不调整化疗计划（包括药物剂量的减少、用药时间的推迟等），以让患者能够承受不良反应，并且尽快恢复正常。

十一　放射治疗对胰腺癌有效吗

肿瘤放射治疗是利用放射线治疗肿瘤的一种局部治疗方法。它利用肉眼看不见的各种高能量射线（α线、β线、γ线、X线、电子线、质子束等）产生的电离辐射作用来治疗肿瘤。它可以破坏细胞基因DNA结构和细胞中的某些分子，杀灭癌细胞，缩小肿瘤组织，相对于手术和药物治疗这两种能看得到方式，放疗用无形无声的射线来杀灭肿瘤，是与手术、化疗并列的肿瘤治疗的三大经典手段之一。

放射治疗是胰腺癌的重要局部治疗手段之一，贯穿各个分期。对可手术切除局限性胰腺癌的患者，如因内科疾病不耐受手术或拒绝手术，推荐精准根治性放射治疗结合同期化疗增敏，这种方式是提高这部分患者长期生存的新选择。临界可手术切除患者可直接接受高剂量放疗或联合化疗，根据治疗后疗效决定是否行手术切除。

同期放化疗是局部晚期胰腺癌的首选治疗手段。对于寡转移（转移灶数目及器官有限）的胰腺癌患者，可通过同时照射原发灶、转移灶，实现缓解梗阻、压迫或减轻疼痛，以及提高肿瘤局部控制的目的。调强放疗技术以及基于多线束（X线或γ线）聚焦的立体定向放射治疗（SBRT）技术正越来越多地用于胰腺癌的治疗，放疗剂量模式也逐渐向高剂量、少分次（大分割放疗）方向改变，局部控制率、疼痛缓解率及生存率都获得了改善和提高，但仍需大型Ⅲ期临床试验进一步证实。

十二　哪类胰腺癌合适放疗

以下类型的胰腺癌患者可考虑放疗。

1. 可手术切除胰腺癌：对于拒绝接受手术治疗或因医学原因不能耐受手术治疗的可手术切除局限期胰腺癌，推荐接受高剂量、少分次或SBRT，同时结合新辅助或同期放化疗。

2. 临界可切除的胰腺癌：对于临界可切除胰腺癌的放射治疗，目前没有标准模式。可以直接针对肿瘤区行高剂量、少分次放疗或SBRT，放疗后行手术提高根治切除率，有利于改善患者生存。

3. 局部晚期胰腺癌：对于局部晚期胰腺癌，推荐接受高剂量少分次调强放射治疗或SBRT同时联合新辅助或同期放、化疗。与常规放疗模式相比，可拥有更好的预后。

4. 寡转移性胰腺癌：全身系统治疗疗效好，或进展速度相对慢的转移性胰腺癌患者，原发灶和转移灶均接受高剂量放疗，局部控制率可提高，生存时间延长。

目前放射治疗方式很多，主要有常规放射治疗、立体定向放射治疗（SBRT）、三维适形放射治疗（3D-CRT）、调强放射治疗（IMRT）、容积弧形调强放射治疗（VMAT/RapidArc）、质子重离子治疗，患者和家属可在医生指导下根据实际情况选择。

延伸阅读

放射治疗前的几个关键步骤，需要患者和家属配合。

- **放疗定位：**就是确定照射的部位在哪里。这是获得精确放疗结果的第一步，大致流程如下：患者必须按照放疗时要求的体位（姿势）进行固定。固定是通过体位固定器（比如头架、面网、固定板、固定网等），患者的舒适度好（以保证固定的时间能相对长）。在体位固定完成后，医生通过CT扫描确定肿瘤的部位、大小和计划照射的范围，并标记出肿瘤在体表的投影线。
- **放疗靶区勾画：**靶区分为肿瘤靶区和正常组织靶区。肿瘤靶区就是高能射线需要照射的肿瘤区域，正常组织靶区是需要保护的正常器官。靶区确定好后，医生还要制订照射剂量、照射次数等。
- **放疗计划设计：**解决哪里要照多少剂量和怎么去照的问题。这一步需要放疗物理师来完成。
- **计划验证：**剂量验证是确保患者实际的照射剂量是否与计划给予的剂量相同，通常在模具上完成。

经过上述4个关键步骤，就可以开始进行放射治疗了。

十三　什么是胰腺癌的靶向药物治疗

简单而言，肿瘤靶向治疗是指在肿瘤细胞基因或是分子的水平上，针对明确的致癌位点，也就是我们通常说的靶点（该靶点可以是肿瘤细胞内部的某个蛋白，也可以是一个基因片段），设计与靶点相对应的靶向药物。此药物进入体内后会特意选择致癌位点并与之相结合，干扰肿瘤细胞生长，最终使肿瘤细胞特异性死亡。此过程不会影响肿瘤周围的正常组织细胞，具有精准、效果特异、不良反应小等效果。

靶向治疗是肿瘤综合治疗中极其重要的手段，包括小分子激酶抑制剂及大分子单克隆抗体。前者抑制参与肿瘤细胞转化、生长、增殖及存活的蛋白激酶，大分子单克隆抗体则靶向于细胞外配体、膜受体及膜结合蛋白，阻断受体与配体结合或使目标分子内化、降解。

尽管靶向治疗在肺癌、乳腺癌等肿瘤中取得突飞猛进的进步，并且取得了惊人疗效，但由于胰腺癌的异质性很强，加上难以想象的分子分型的复杂性，绝大多数基因变异信息的临床意义仍不够明确，所以目前成功获批用于胰腺癌的靶向药物屈指可数。在此，列举 2 个常见靶点及国内诊疗指南推荐应用于胰腺癌的靶向药物。

少数胰腺癌患者伴有 *BRCA* 基因（*BRCA 1* 或 *BRCA 2*）的变化。奥拉帕利作为一种靶向 PARP 抑制剂，可用于治疗 *BRCA* 基因突变的晚期胰腺癌。研究显示，具有胚系 *BRCA* 基因突变（*gBRCAm*）的转移性胰腺癌患者接受铂类药物一线化疗，疗效优于野生型患者；基于 PARP 抑制药物较好的安全性，该研究将针对 *gBRCAm* 的 PARP 抑制剂奥拉帕利应用于胰腺癌的维持治疗，可显著延长转移性胰腺癌患者的无疾病进展生存期。基于该研究，奥拉帕利被 FDA 批准用于携带 *gBRCAm* 的转移性胰腺癌患者的一线维持治疗。这开启了胰腺癌精准治疗新征程。

研究发现 30%～89% 的胰腺癌有表皮生长因子受体（EGFR）的过度表达，目前国内诊疗指南推荐两种抗 EGFR 的靶向药物。① 尼妥珠单抗：是针对细胞外结构域的单克隆抗体。在 KRAS 野生型的晚期胰腺癌患者中，尼妥珠单抗联合吉西他滨治疗可明显改善晚期胰腺癌的生存率。此方案已获批成为 KRAS 野生型晚期胰腺癌一线治疗的推荐方案。② 厄洛替尼：是一种可以结合细胞内催化位点的小分子酪氨酸激酶抑制剂（TKI 药物），靶向作用于 EGFR 通路，广泛用于治疗肺腺癌。2005 年 11 月，FDA 批准厄洛替尼与吉西他滨联合用于治疗局部晚期或转移性胰腺癌。

十四 胰腺癌的免疫药物治疗有哪些

肿瘤的免疫治疗如火如荼，已在肺癌、食管癌、胃癌、肝癌、结直肠癌、恶性黑色素瘤等多种实体肿瘤中展现出出色的疗效，使越来越多的患者能够长期生存，并改变了肿瘤治疗的格局。但迄今为止，免疫治疗在胰腺癌中的应用仍迷雾重重。临床研究显示，常见的 PD-1/PD-L1 抗体药物治疗效果收效甚微。这可能与胰腺癌自身的异质性、复杂的肿瘤微环境密切有关。下面介绍两种免疫治疗方法，供读者参考。

国内已经普及的免疫检查点抑制药物包括程序性细胞死亡蛋白 1 及其配体 1（PD-1/PD-L1）和细胞毒性 T 淋巴细胞相关抗原 4（CTLA-4）。尽管已有的免疫治疗在某些实体肿瘤中表现出良好的疗效，但总体来讲暂时并未普遍改善胰腺癌患者的生存预后。作为免疫治疗获益的标注物，如存在错配修复缺陷（dMMR）分子特征或高度微卫星不稳定性（MSI-H）的患者，选择使用 PD-1 抗体药物治疗，在一定程度上可延长肿瘤持续缓解时间和生存期。

过继免疫治疗也是免疫治疗的一种方式，是利用基因工程技术，将具有抗肿瘤活性的免疫细胞转移到患者体内以治疗肿瘤的方法。这几年非常热门的嵌合抗原受体（CAR）T 细胞疗法（CAR-T）就属于一种过继细胞疗法。T 细胞通过单采法从患者或捐赠者身上收集，然后进行扩增和基因修饰，以表达识别肿瘤细胞的嵌合抗原受体。这种疗法为血液系统恶性肿瘤患者（如某些白血病、淋巴瘤等）带来了前所未有的获益，已获批临床使用。但在包括胰腺癌在内的实体肿瘤治疗中，效果很有限，还在探索中。

虽然免疫治疗目前在胰腺癌中收效甚微，但不可否认的是，免疫治疗作为一种新的治疗策略，发展前景依然广阔，有望成为胰腺癌治疗的未来突破点。

第六章

不要怕不良反应和特殊症状

肿瘤化疗和放疗中的不良反应是大家普遍关注和担心的，但可预知的不良反应都可以提前预防，及时对症治疗也可以得到缓解。在胰腺癌的病程中，还有两个特殊的症状——黄疸和疼痛，如同两道刺眼的警示灯，既提示着疾病的进展，也深刻影响着患者的身心状态。值得欣慰的是，现代医学已发展出多维度解决方案。

通过本章的解读，我们希望患者和家属能理解：这些看似可怕的反应和症状并非不可战胜的“敌人”，患者可以在规范治疗中重拾对生命的掌控感。

一 化疗时出现骨髓抑制怎么办

胰腺癌患者化疗后常见的不良反应包括：局部血管不良反应、骨髓抑制、消化系统不良反应、神经系统毒性等，我们先来看看最常见的化疗后骨髓抑制。

骨髓抑制是所有化疗药物中最常见的血液学毒性，并且几乎所有的化疗患者都会遇到。骨髓抑制的程度和持续时间与化疗药物的类型、剂量、联合用药及患者本身的因素相关。主要表现为白细胞（中性粒细胞为主）、血小板、血红蛋白下降。化疗引起的骨髓抑制包括急性骨髓抑制和潜在骨髓损伤。当化疗药物导致造血祖细胞耗竭时，即出现急性骨髓抑制，此时造血干细胞启动自我更新并增殖分化成造血祖细胞以维持造血系统稳态。但当化学药物引起造血干细胞自我更新能力发生障碍时，将导致潜在骨髓损伤。

1. 抗肿瘤药物导致的中性粒细胞减少（CIN）

使用骨髓抑制性化疗药物后，会导致外周血（即血常规检测项目）中性粒细胞计数减少，其中以粒细胞减少性发热（FN）最为危险。FN是指严重的中性粒细胞降低（小于$0.5 \times 10^9/L$）同时合并发热（体温大于38℃）。中性粒细胞降低的程度与使用化疗药物的种类、剂量、患者自身因素以及联合用药有关。当胰腺癌患者使用氟尿嘧啶、吉西他滨、紫杉类等细胞周期特异性药物时，外周中性粒细胞的最低值一般出现在化疗后7～14天，在14～21天可逐渐恢复至正常值以上。当患者采用高剂量或密集方案化疗时，患者的外周血中性粒细胞更可能出现低于正常范围的长时间谷值。

CIN 和 FN 会增加感染的发生风险，可能会引起治疗费用的增加、抗生素的使用、住院时间的延长、化疗药物的减量或延迟，严重者可导致感染性休克、脓毒症综合征等危及生命的并发症。主要治疗措施是使用促进白细胞/中性粒细胞恢复的药物 G-CSF，即大家常讲的"升白针"，一般有预防性使用和治疗性使用两种用法，具体方案由专科医师确定。

2. 肿瘤药物相关血小板减少（CTIT）

抗肿瘤药物（包括化疗、靶向、免疫药物等）导致的外周血（即血常规检测项目）中血小板计数低于 100×10^9/L，也是抗肿瘤药物常见的不良反应之一，在胰腺癌治疗患者中的发生率较高。CTIT 不仅会增加出血风险、也同 CIN 一样会导致治疗剂量降低、推迟治疗时间，影响抗肿瘤疗效。血小板计数首次下降的中位时间为化疗后 1～2 周，部分药物引起的 CTIT 也可发生在化疗后 2 周。大多数 CTIT 患者会同时合并出现其他血细胞减少。

对于胰腺癌，导致 CTIT 的化疗药物最常见的是吉西他滨。联合多种药物的化疗较单药化疗更易出现血小板减少。通常从化疗后 5 天左右开始，第 7～14 天达到最低值，之后逐渐上升，第 28～35 天血小板计数恢复至基线值。其最低点出现的时间和降低的幅度，与化疗药物、剂量、是否联合用药以及患者的个体差异和化疗次数有关。

CTIT 发生率和严重程度通常随着累积治疗剂量和疗程数的增加而逐渐增加，患者了解这些情况后，可以有效地配合医生进行预防和治疗。

3. 肿瘤相关贫血（CRA）

很多肿瘤患者在疾病进展和（或）治疗过程中会发生贫血，表现为外周血中红细胞计数减少、血红蛋白浓度降低至正常水平以下。50% 的胰腺癌患者会合并贫血，其发生率及严重程度与年龄、肿瘤类型、分期、病程、治疗方案、药物剂量及化疗期间是否发生感染等因素有关。

CRA 会导致患者出现多脏器缺血缺氧性改变和免疫力降低，加剧疾病进展，影响预后，严重影响患者的生存质量。化疗药物可通过阻断红细胞前体细胞的合成，直接影响骨髓造血。药物的骨髓抑制效应可能会在重复治疗周期的过程中蓄积，导致贫血的发生率和严重程度随着化疗周期增多而增高和加重。传统的化疗药物能促进红细胞凋亡，同时会造成肾小管细胞损伤，导致内源性促红细胞生成素（EPO）减少而引起贫血。

输血治疗、促红细胞生成治疗、补充铁剂等方法都是临床有效的。

二　化疗后的消化系统不良反应怎么办

消化系统不良反应是由化疗药物引发的最常见不良反应，也是胰腺癌化疗中很常见的，主要包括恶心、呕吐、食欲不振、腹泻、便秘、口腔溃疡等。其中以化疗相关性呕吐（CINV）最为常见。

1. 化疗相关性呕吐（CINV）

化疗相关性呕吐分为急性、延迟性、预期性、暴发性和难治性5类：急性恶心呕吐发生在化疗后24小时内，通常在给药后5～6小时到达高峰。延迟性恶心呕吐发生在化疗24小时之后，通常在给药后48～72小时到达高峰，可持续6～7天。预期性恶心呕吐发生在既往接受过化疗，但止吐疗效不佳的患者。由于对化疗产生恐惧心理和条件反射，在下一周期化疗前即产生恶心呕吐反应。暴发性恶心呕吐是指在化疗前预防性使用了止吐药物后，仍出现恶心呕吐和（或）需要进行解救性止吐治疗，可发生在化疗后的任何时段。难治性恶心呕吐是指既往化疗中使用预防性和（或）解救性止吐治疗失败，在后续化疗中仍出现的恶心呕吐。

对于胰腺癌患者来说，最常发生的是急性和延迟性恶心呕吐。目前临床上常用的止吐药物根据其作用机制，大致分为5-HT_3受体拮抗剂、NK-1受体拮抗剂、糖皮质激素、非典型抗精神病药物等。

2. 其他消化系统不良反应

便秘：最常见的引起便秘的原因是在预防化疗相关性呕吐时使用5-HT_3受体拮抗剂和NK-1受体拮抗剂药物，这与它们抑制胃肠道蠕动及分泌功能有关。

口腔黏膜炎（口腔溃疡）：是指肿瘤患者在接受放疗和（或）化疗后出现的，以口腔黏膜糜烂、溃疡为主的急慢性口腔黏膜损伤。黏膜组织因细胞增殖迅速故容易受到化疗药物损伤，表现为口腔黏膜炎，部分可出现溃疡。对于胰腺癌患者来说，最常引发口腔溃疡的药物有卡培他滨、替吉奥等。一旦出现口腔黏膜炎，可应用漱口液、给予维生素C、维生素B_2等，必要时给予静脉营养支持治疗。

肝功能不全：因为很多药物都要在肝脏代谢，因此会引起不同程度的肝损害。对于携带乙肝、丙肝病毒的慢性肝炎伴胰腺癌的患者，肝炎病毒有可能在化疗、免疫治疗期间被激活，加重肝脏损伤。

三 化疗时怎样保护好血管和神经

大部分抗肿瘤药物对血管有刺激性，直接通过外周静脉套管注射时会引起血管壁内皮组织损伤，使血管壁弹性下降，通透性增加，形成药物外渗现象。药物外渗到血管的周围，造成局部的炎症反应、疼痛甚至会出现皮肤坏死。另外，受损的血管内皮还可以引起静脉炎，表现为从注射部位沿静脉走向出现红肿、疼痛、色素沉着、血管变硬等，甚至严重者还可能形成静脉血栓。由于药物对于外周血管的损伤常是不可逆的，所以目前化疗积极推荐使用通过中心静脉管路（如 PICC、PORT 置管等）的方式注射药物。不建议长期使用外周静脉输注化疗药物。

化疗药物引起的神经毒性主要包括中枢神经系统毒性，外周神经系统毒性和感受器毒性三个方面。

胰腺癌患者往往会用到白蛋白紫杉醇、奥沙利铂等化疗药物，随着用药次数的增加和药物剂量的累积，患者逐渐感受到的手脚麻木就是其所导致的外周神经系统毒性。临床典型表现为四肢末端的感觉异常、感觉迟钝、疼痛、麻木、肌无力和肌萎缩，通常累及双手双脚，呈“手套-袜子”样分布。目前临床上并没有特别有效的治疗手段缓解化疗引起的神经毒性，主要是使用一些神经营养类药物或细胞保护剂等，但患者仍需要日常注意手足的保护，比如冬季需要戴手套、避免接触冰冷物体（冷水、铁栏杆等）。

四　放射治疗期间会有哪些不良反应

放射治疗作为一种使用射线的治疗方式，必然会带来不良反应。

放疗可以引起急性和慢性（长期）不良反应。急性不良反应发生在治疗期间，慢性不良反应发生在治疗结束后的数月甚至数年内。所产生的不良反应取决于接受放疗的部位、每次照射的剂量、总的剂量等。

急性不良反应是由于放射线损伤，使正常生长发育的细胞受损所致。对于胰腺癌，常见的急性期反应有疲劳、食欲减退甚至恶心呕吐、局部皮肤损伤、皮肤瘙痒等。

其余的急性期反应还有不同程度的腹痛、腹泻、发热、体重减轻、骨髓抑制等。当放疗结束后，大多数急性反应会逐渐消失或缓解，但某些不良事件（比如皮肤皱缩、色素沉着等）可能是永久性的。

虽然放疗的不良反应固然存在，但只要我们严格遵循照射部位的精准、剂量分布均匀合适、严格保护肿瘤周围的重要器官，对症使用干预药物，这些不良反应大部分都是可以避免或缓解的。

五　出现明显黄疸就失去治疗机会了吗

经常有胰腺癌患者会问，是不是出现了黄疸，就没机会治疗了？

一般来说，当胰腺癌患者出现了明显的黄疸，说明肿瘤已到晚期，也间接提示患者会伴有肝功能不良等多种情况。但并不是所有人都无法治疗。

对于胰腺癌患者来说，出现黄疸的主要原因是胆道系统受到肿瘤的压迫，或是存在严重的肝转移导致胆红素的代谢障碍，而且肿瘤分期往往是Ⅳ期，同时也或多或少伴有肝功能不全。这个时候的治疗原则是采用一些方法解除胆道的梗阻，比如用 ERCP、胆道支架等，同时给予保肝治疗。等到胆道保持畅通或是肝功能有好转，皮肤黄染就会逐渐消退。

前面已经介绍过，ERCP 又称为经内镜逆行胰胆管造影术。ERCP 是一种微创内镜技术，一方面能够清晰显示胰胆管系统的病变，如结石、肿瘤等；另一方面就是治疗，可以进行十二指肠乳头括约肌切开取石、放置支架等微创手术，在 ERCP 基础上可以进行胆胰管支架置入以协助缓解黄疸。

ENBD（经内镜鼻胆管引流术）ENBD 是在 ERCP 技术的基础上，通过内镜将一根细长的管子插入胆管，然后从鼻孔引出，建立胆汁体外引流路径，达到减压、消炎的目的。用以解除胆道梗阻、减轻炎症和黄疸的缓解措施。

ENBD 的优势在于操作简单、疗效确切，能够快速缓解患者的症状。同时，它是一种相对安全的操作，适用于多数胆道疾病患者。然而，长期留置鼻胆管可能会给患者带来不适，比如咽喉不适、鼻腔疼痛等，如为恶性肿瘤导致，可能会再次出现梗阻。

六　有效缓解梗阻的 PTCD

PTCD 即经皮肝穿刺胆道引流术，是在 X 线及 B 超的引导下经皮肝穿刺，然后在胆道内放置导管，引流胆汁解除黄疸的一项治疗技术。

PTCD 在多数医院由介入科医师完成。相比 ERCP，操作路径明显缩短（PTCD 操作路径仅 20～30 厘米，而 ERCP 常用内镜长度均在 100 厘米以上），减少了操作难度。PTCD 治疗不会对十二指肠乳头进行有创操作，不会影响其功能。可以将引流管放于胆总管末端而不经过十二指肠乳头，杜绝胆汁反流的发生。

PTCD 可选择多种胆道引流管，还可从体外观察引流液的性质并计量。但是因为需要在体外接引流袋，并定期更换，对患者生活质量有影响。外引流导管有成为感染源的风险，可引起逆行胆道感染。

总体而言，PTCD 术是一种简便、安全、实用的胆道减压方法，是所有胆道梗阻介入治疗的基本技术，能够有效地快速缓解梗阻，并引流淤积的胆汁，减轻肝脏损伤和全身症状；还能用于急性胆道感染，快速降低胆道内部压力，避免感染加重。由于其存在外引流导管，对护理的要求比较高。

七　为什么要做疼痛评估

由于大部分胰腺癌患者确诊时已属于晚期，一旦侵犯到神经系统即可发生疼痛。疼痛是胰腺癌的主要症状之一，最常见的是腹痛，疼痛性质多种多样，可以是钝痛、锐痛、隐痛或放射痛，可以是突发性或间歇性。临床上常表现为右上腹痛，肋部束带状疼痛等，伴随症状包括恶心、呕吐、腹泻、出汗等，很多因素如便秘、紧张、焦虑或疲劳等均可诱发。严重者可影响睡眠，日常工作或活动受限。

癌症转移后，在转移的器官部位如果侵犯到神经也会引起相应部位的疼痛。此外，手术、穿刺、放疗、化疗等可能引起炎症因子的释放也可能导致短暂剧烈的疼痛。

对于胰腺癌这样高度恶性的肿瘤，很多晚期患者如果不加治疗，将忍受难以名状的痛苦，严重影响正常生活。所以临床上必须根据患者本人的主诉和疼痛程度，由医护人员协助患者对当前的癌痛程度进行详尽的评估，积极地给予相应的治疗。

延伸阅读

癌痛的评估方法

癌痛的评估不同于其他检查方法，完全是依赖患者的主诉而定，也就是说是由患者本人进行的自我评估。一般遵循“常规、量化、全面、动态”的原则。

- **常规评估：**医护人员会主动询问患者有无疼痛，依据患者所答常规的评估疼痛程度（比如疼痛的部位、性质与范围；疼痛的次数、是否有突然加重；使用止痛药物后是否缓解等），并且及时记录。

- **量化评估：**在患者配合的前提下，采用疼痛程度评估表等量化标准来评估疼痛的主观感受程度。其中，重点评估的是最近24小时以内患者最严重和最轻的疼痛程度，以及平常情况下的疼痛程度。癌痛的量化评估通常使用数字分级法（NRS）、面部表情评估量表法及主诉疼痛程度分级法（VRS）三种方法。

1）数字分级法（NRS）：使用《疼痛程度数字评估量表》（下图）对患者疼痛程度进行评估。将疼痛程度用0～10个数字依次表示，0表示无疼痛，10表示能够想象的最剧烈疼痛。由患者自己选择一个最能代表自身疼痛程度的数字。按照疼痛对应的数字，将疼痛程度分为：轻度疼痛（1～3），中度疼痛（4～6），重度疼痛（7～10）。

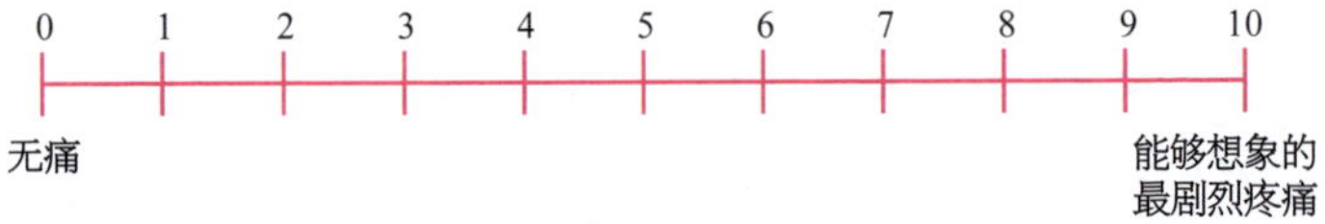

2）面部表情疼痛评分量表法：由医护人员根据患者疼痛时的面部表情状态，对照《面部表情疼痛评分量表》（见下图）进行疼痛评估。

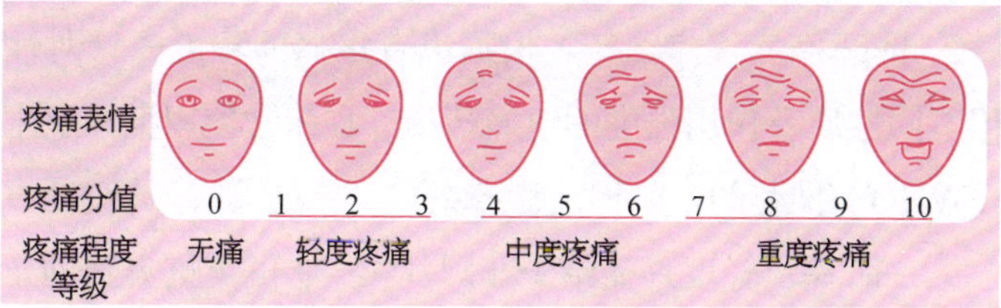

3）主诉疼痛程度分级法（VRS）：根据患者对疼痛的主诉，将疼痛程度分为轻度、中度、重度三类。轻度疼痛：有疼痛，但可忍受，生活正常，睡眠未受到干扰（大致对应 NRS 1～3）。中度疼痛：疼痛明显，不能忍受，要求服用镇痛药物，睡眠受到干扰（大致对应 NRS 4～6）。重度疼痛：疼痛剧烈，不能忍受，需用镇痛药物，睡眠受到严重干扰，可伴有自主神经功能紊乱或被动体位（大致对应 NRS 7～10）。

- **全面评估：**评估疼痛及其对患者情绪、睡眠、活动能力、食欲、日常生活、行走能力以及与他人交往等生活质量的影响。
- **动态评估：**对于药物止痛治疗中的剂量滴定尤为重要。

八　镇痛药物的使用原则是怎样的

目前，临床所遵循的癌痛药物治疗有如下 5 个原则：

1. 口服给药：这是最简单、最常用的方式，患者在家中就能完成。当然还有一些特殊的用药方式，比如肛门塞入的直肠给药，经皮贴剂，甚至静脉泵等。

2. 按照疼痛程度给药：根据患者疼痛的程度，针对性地选用不同性质及作用强度的镇痛药物。临床常使用世界卫生组织（WHO）推荐的三阶梯治疗方案。

第一阶梯：轻度疼痛给予非阿片类/非甾类抗炎辅助止痛药，常选用口服片剂或栓剂。常用药物包括对乙酰氨基酚、阿司匹林、双氯芬酸盐、布洛芬、吲哚美辛等。这类药物大多对胃肠道有伤害，应尽量选择肠溶制剂，饭后服用。

第二阶梯：中度疼痛给予弱阿片类药物或低剂量的强阿片类药物，常用药物有可待因、盐酸布桂嗪、曲马多等。

第三阶梯：重度疼痛首选强阿片类药物，并可合用非甾体类抗炎药物以及辅助镇痛药物（镇静剂、抗惊厥类药物和抗抑郁类药物等）。此阶梯常用药物有吗啡片、吗啡缓释片、吗啡控释片等。尤其注意的是，杜冷丁虽为常用的止痛药，但由于其代谢产物毒性大等因素，未被推荐用于控制胰腺癌等慢性疼痛。

3. 按时给药：是按照规定的时间，定时地使用止痛药。也就是，到了用药时间，不管有没有疼痛，都要及时用药，不能漏服。

4. 个体化用药：是按照患者实际病情和止痛药物的类型，制定因人而异的个体化用药方案。由于每位患者的疼痛都不一样，在使用阿片类药物时，没有完全一致的用药类型和剂量，应当根据患者的实际情况，选择合适的药物及剂量，尽可能地缓解疼痛。

5. 注意具体细节：对使用止痛药的患者要加强监护，密切观察其疼痛缓解程度和机体反应情况，注意药物联合应用时的相互作用，并及时采取必要措施，尽可能地减少药物的不良反应，以提高患者的生活质量。

对于胰腺癌，尤其是晚期和姑息治疗的患者，绝大多数都会长期使用镇痛药物。依据上述的几项评估方法和用药原则，目前的治疗推荐是准确评估和个体化用药，即定期评估疼痛的类型和程度，然后根据评估结果，结合患者的实际情况选用合适的药物。

首选口服长效阿片类止痛药，比如奥施康定等。若存在不能口服的情况，则可以使用皮肤贴剂，比如芬太尼缓释贴剂等，或是在体外安装镇痛泵。同时也要注意鉴别是否合并有其他类型的疼痛（比如神经病理性疼痛等），并对症用药。

此外，在应用长效阿片类药物期间，疼痛控制相对稳定的患者，也必须备用一定的速效阿片类药物（比如吗啡），用于治疗突然出现的爆发性疼痛。

九　止痛药无效怎么办

对止痛药物难以控制或无法耐受止痛药不良反应的患者，还可以尝试其他治疗手段。

用于癌痛治疗的非药物治疗方法，主要有介入治疗、放疗（姑息性止痛放疗）、针灸、经皮穴位电刺激等物理治疗，以及社会心理支持治疗等。适当地应用非药物疗法，可以作为药物止痛治疗的有益补充。而与止痛药物治疗联用，可能增加止痛治疗的效果。

介入治疗是指神经阻滞、鞘内给药、神经松解术、经皮椎体成形术、神经损毁性手术、神经刺激疗法及射频消融术等干预性治疗措施。硬膜外、椎管内或神经丛阻滞等途径给药，可通过单神经阻滞而有效控制癌痛，有利于减轻阿片类药物的胃肠道反应，减少阿片类药物的使用剂量；腹腔神经丛神经松解术主要用于因上腹部或胰腺癌所造成的内脏疼痛，该技术可以有效控制疼痛并减少药物用量及其不良反应。

对于骨转移或者肿瘤压迫引起的癌痛，姑息性止痛放疗是一种有效的治疗方式。

总之，控制癌痛需要根据患者的具体情况，酌情采用不同的手段进行综合治疗及个体化治疗。

十　担心止痛药会上瘾，痛的时候再吃对吗

癌痛患者长期使用止痛药会上瘾吗？估计很多人都会有这样的想法，认为止痛药一旦吃上就会上瘾，停不下来。这个问题是很多癌痛患者和家属关心的。

很多患者担心现在增加止痛药物剂量，以后再增加就不起作用了，因此在需要增加剂量时拒绝加量。而其实合理调整用药剂量，按原有剂量的 25%～50% 逐渐增加，药物的镇痛作用将随之增加，疼痛控制有助于休息、体能状况恢复，配合抗肿瘤治疗，肿瘤控制症状缓解时，是可以往下调整止

痛药剂量的。目前大部分使用的口服或外贴的阿片类药物，都是缓释剂型，会形成一个比较稳态的血药浓度，不容易导致成瘾。这种对药物的“生理性依赖（即戒断症状）”、耐药性应与所谓的“成瘾性（即精神依赖性）”加以区别，切勿盲目抵制癌痛治疗。

还有不少患者害怕阿片类药物的“成瘾”，常常不按时吃止痛药，觉得不痛就不吃，忍不了的时候再来吃。这种做法是完全错误的。

世界卫生组织也一直推广按时给药，充分镇痛。只有按时规范给药，确保血液中的药物浓度达到稳态，才能更好地控制疼痛。如果不规律、不足量地用药，很可能导致患者忍痛受罪后下次还要服用更多的药物，反而增加了药物的不良反应。

特别提醒

癌痛患者在应用阿片类药物时，一定要遵医嘱按时用药，不能随意自行地停药或加量。

十一　天天使用吗啡，便秘了怎么办

以吗啡为代表的阿片类药物，是中、重度癌痛治疗的首选药物。阿片类药物的常见不良反应有：便秘、恶心、呕吐、嗜睡、瘙痒、头晕、尿潴留、谵妄、认知障碍及最严重的呼吸抑制等。除了便秘之外，绝大多数不良反应是暂时性的、可以耐受的，甚至罕见的。恶心、呕吐、嗜睡和头晕等不良反应，大多出现在未曾使用过阿片类药物患者用药的最初几天。而便秘症状通常会持续发生于阿片类药物止痛治疗全过程。

这主要是因为：阿片类药物可作用于中枢神经、肠神经系统，导致排便反射不敏感，排便次数减少；阿片类药物可作用于肠神经系统，胃肠道的U-阿片受体使胃肠道腺体分泌减少，导致粪便干结难出；阿片类药物升高胃肠道平滑肌张力，肠蠕动减弱，使粪便在肠道停留时间延长、粪便干结，更难排出。

几乎所有服用阿片类药物的患者都会发生便秘，并且患者不会因长期用药而对阿片类药物的便秘产生耐受，便秘不仅出现于用药初期，而且还会持续存在于阿片类止痛治疗的全过程。便秘如得不到及时控制，可引起严重并发症，成为有效缓解疼痛的最大障碍。因此，在应用阿片类药物止痛时可常规合并应用缓泻剂，更要在生活方式，饮食结构及辅助治疗方面做全方位的处理。

第七章

对患者和家属的特别关照

胰腺癌的治疗是一个艰苦、长期的过程，虽然治疗方案是由医生制订、执行的，但也需要患者和家属的密切沟通和配合。在这种特殊时期，怎样做才是正确的选择？怎样才能保证家庭的生活秩序，让患者拥有较高的生活质量？这一章将从医院、居家、社会等多角度进行介绍。

一 胰腺癌患者的饮食要注意什么

晚期胰腺癌姑息治疗疗效常受全身营养状况的影响。数据报道显示，超过 80% 的胰腺癌患者随着疾病的进展会出现体重下降，甚至营养不良。导致胰腺癌患者营养不良原因有很多，包括胰腺外分泌和内分泌失调、细胞因子诱导的分解代谢和代谢改变、能量需求增加、厌食症所致口服摄入量减少，以及与治疗或疾病相关的消化道症状等。胰腺癌患者尤其需要重视全身营养状况，尽可能延缓恶病质的出现。

营养支持治疗的原则：对居家患者，应持续给予营养、饮食指导及口服营养补充，积极纠正饮食不足导致的体重下降。第 1 阶梯：饮食 + 营养教育；第 2 阶梯：饮食 + 口服营养补充；第 3 阶梯：全肠内营养（口服 + 管饲）；第 4 阶梯：部分肠内营养 + 部分肠外营养；第 5 阶梯：全肠外营养。当每一阶梯的营养支持不能满足患者目标需要量 60% 超过 3 天时，需要及时升级到下一阶梯治疗。具体如下：

1. 低脂易消化食物：如前所述，初诊胰腺癌患者由于消化酶的产生和分泌缺陷，应该减少脂肪及淀粉类食物的摄入，并根据患者的一般情况适时适当地给予一些富含优质蛋白质的食物，如河鱼、河虾等，同时减少辛辣刺激食物的摄入。在减少消化系统刺激的同时，尽可能维持人体正常生存所需要的蛋白质和维生素摄入，提高机体对抗肿瘤及感染的抵抗力。

2. 膳食均衡：尽管胰腺癌患者饮食应避免随意搭配，但维持膳食均衡仍然很重要，这对于机体维持正常生理状态具有重要的意义。对于晚期胰腺癌患者来说，因为患者的消化吸收功能严重受影响，在避免给予高脂肪、不易消化食物的同时，选择相比较之下更容易消化的优质蛋白质和富含维生素的食物，也可以适当选择搭配好的半成品，或者以营养素为主的食物，这些措施都可以提高患者对营养物质的吸收效率，并且增加营养素的多样性，进而改善患者的营养状态和抵抗力。

3. 血糖正常或稳定时可适当增加淀粉类食物的摄入： 胰腺癌确诊后，部分患者需要通过手术治疗来缓解疾病进展状态。由于手术方式的差别，不同分期、病理类型、部位的胰腺癌患者应该选择不同的饮食搭配。例如，胰体尾切除手术后的患者，由于胰腺的外分泌和内分泌功能都有一定的缺失，因此患者失去对血糖的调节能力，因此这个时候需要适当地减少葡萄糖或淀粉类食物的摄入，必要时积极应用胰岛素类药物控制血糖，以免出现进食后高血糖现象，严重时甚至会出现高渗高血糖昏迷或糖尿病酮症酸中毒。此外，临床上可以适时地补充胰酶，协助患者对食物的消化吸收。

特别提醒

切勿道听途说，不要盲目迷信购买并服用偏方或保健品，因其成分复杂，且没有通过临床研究证实其疗效，甚至有可能影响治疗药物的效果。详细的饮食指导可寻求正规医院营养师指导。

二 家属怎样和患者沟通病情

在确诊胰腺癌后，家属不得不面对如何选择合适时机与患者沟通交流病情的问题。

首先，建议家属尽快调整心态，接受和面对现实，家庭内部商量统一意见后依据家庭实际情况，结合患者的性格、心理承受能力、文化程度等，建议分不同情况与患者沟通病情。

1. 完全告知：原则上来讲患者有知情权，完全告知的优点在于患者能够完全知晓病情，可以在有限的时间内完成他想要完成的事，会更积极地配合治疗、应对治疗的不良反应和进行康复，尽量不留遗憾。

2. 部分告知：每位患者的心理承受能力不一样，有的直接完全告知可能会影响其对治疗的配合，患者甚至抵抗、放弃治疗。此时可以告知患者诊断为恶性肿瘤，属于早期阶段，并告知其治疗措施，强调在没有转移的情况下还是可以有根治机会的，后续的治疗只是预防复发转移等。

3. 完全隐瞒：其实这点很难全程做到，在整个诊疗过程中会有多次就诊、多种检查、遇到相同或类似病情的病友，等等。而且在患者有主动了解病情的情况下刻意隐瞒，会引发其他的问题。一般还是建议在治疗的过程中由浅入深、从少到多，分阶段逐步告知病情。

三　怎样帮助患者应对压力反应

患者得知病情后，会面临着心理、情绪、躯体、现实问题等多方面的压力，会出现意志薄弱，情绪低沉，内心充满焦虑和恐惧，容易对生活产生绝望，因而放弃治疗或者消极地治疗，最终过早地被癌症夺去生命。正如一位癌症患者所说的：“得了癌症，一是吓死的，二是愁死的，三是病急乱投医治死的，四才是病死的。”

良好的情绪、积极的心态可以增强人体免疫力，通过免疫系统识别消灭癌细胞并发挥免疫监视作用，不但可能防止癌症的发生，同时还可使已有的恶性肿瘤处于自限的状态。根据对一些癌症患者的精神状态调查的结果，已经有癌症的患者中，凡是自身充满与癌症斗争决心的，相对于那些自认为没有希望、失去信心者生存时间显著延长。这说明，良好的心态明显影响着恶性肿瘤患者的预后和治愈率。当然胰腺癌预后差，以及突出的疼痛、疲乏及情感痛苦体验，使患者出现比例更高的焦虑及抑郁，患者实际有更高的心理关爱需求，而且这种需求贯穿整个生命周期。以下一些做法可供参考：

1. 正确地认识疾病，逐步面对、接受现实：无可否认，胰腺癌预后不佳，尤其是晚期的患者。但是随着医疗技术的发展，胰腺癌的治疗水平也有了很大的进步。目前的医疗水平表明即使胰腺癌已经是晚期，只要做好日常的护理措施，配合适合的治疗手段仍有可能达到治愈胰腺癌的目的。前提是要从心理上做到接受现状。

2. 积极面对并配合治疗：胰腺癌的治疗手段主要是手术、化疗、放疗及介入治疗，根据肿瘤分期的早晚，治疗方法也有所不同，患者了解疾病的同时应配合医生医嘱，积极治疗。

3. 多与他人沟通交流：与亲人在一起，多聊些有趣的事。使自己燃起对生命的渴望。与病友交流，可以相互鼓励，相互支持，共同对抗病魔。

4. 多运动、娱乐：根据自身的体能状态参与一些运动或者文娱活动，做一些快乐的事。在身体条件允许的情况下，适度进行体育运动，既可以强身健体，又能缓解不良的情绪。如参加书法、下棋、唱歌、跳舞等文娱活动，锻炼身心的同时适当地把注意力转移，别让癌症限制对生活的热情和希望。

5. 理解家人：其实亲人都承受着莫大的精神压力，张罗各种事情，为治疗而操心，也可能在面对患者时会变得小心翼翼。所以，也需要给亲人减压，让亲人们看到希望。当然，以上的建议也仅限于建议，有时确实无法调整好心态，此时可以进行专业的心理疏导，寻求帮助。

6. 寻求帮助：在疾病状况发生变化时，完全可以积极寻求家人和专业人员的帮助。例如在肿瘤复发、进展或出现治疗不良反应时，在身体或情绪出现异常情况时及时就医，将痛苦减少到最低；多接触朋友、亲人，抒发内心情绪，有困难时及时寻求身边人的支持和鼓励。也可在专业人员的协助下，接受心理干预，进行自身情绪的调整。比如通过向医师咨询，寻求有关诊断、治疗、治疗相关不良反应、疾病的预后、治疗费用等信息，判别不确定感、焦虑、抑郁等痛苦情绪的根源和严重程度，并明确解决办法，利用科学知识纠正不合适的认知，并给予保证和支持。也可以进行治疗性干预：各大医疗机构基本都设立有心理治疗科，心理门诊可以提供包括心理药物治疗、认知-行为干预和支持-表达干预等。

四　怎样对患者进行悉心护理

胰腺癌患者的居家护理措施包括密切观察、适当活动、饮食调整、心理安慰以及止痛对症处理。具体内容如下：

1. 注意休息

晚期胰腺癌患者在疾病的终末期将不可避免地出现恶病质现象，此时患者一般情况较差，精神、营养状况、饮食、睡眠等可能均存在异常。因此，胰腺癌患者居家时应注意休息静养，绝对避免体力劳动，在身体条件允许时适当活动、多休息。

2. 配合医院随访与定期复查

针对患者不同的疾病状态，随访的内容与目的有所不同。接受手术和（或）放化疗后病情稳定期的患者，需要监测是否出现肿瘤复发和转移等，及时干预和处理。随访时间在术后 2 年内每 3 个月随访 1 次，包括血常规、肝肾功能、肿瘤标志物、腹部影像学检查等。在治疗间期的患者，需要依据治疗方式的不同（比如手术、化疗、放疗等）遵从医护人员的具体建议，定期至医院接受随诊，监测患者的身体状态和治疗不良反应。

胰腺癌患者病情重、病情变化快、不可预测性大，应随时关注病情的细微变化，适时调整随访时间。

3. 密切监测不良反应

由于晚期胰腺癌患者周期性抗肿瘤药物的使用，患者居家期间往往容易发生各种治疗相关不良反应，例如：恶心呕吐、发热、头晕乏力、皮疹、手脚麻木等。当出现一些异常临床表现，尤其是出现呕血、便血、腹痛、腹部不适、黑便、黄疸等症状时，应该及时至当地医院就诊，完善相关检查。

对于轻度不良反应可以根据具体情况给予对症支持治疗，如肝脏功能损伤可以服用保肝药物，恶心呕吐等消化道症状出现后可予止吐药物对症治疗等。只有及时发现不良反应的出现，才能正确规避严重不良反应的发生，减少不良反应带来的危害，并最终提升抗肿瘤治疗的疗效。

4. 按时服药，谨遵医嘱：晚期胰腺癌患者往往需要长期居家服用药物，包括抗肿瘤药物、缓解不良反应的药物或其他对症支持治疗的药物。因此，按时服药对于抵抗癌症、战胜病魔具有重要的意义。由于抗肿瘤治疗的艰巨性，漫长的服药周期使得许多患者在脱离医护人员监管之后难以遵照医嘱规范用药。对于这一类患者，家属应加强督促，提醒患者按时服药，如定闹钟、定期去医院门诊随访等。

5. 居家期间的癌痛管理：癌痛治疗过程中，患者及其家属的理解和配合至关重要。需要重点关注以下内容：使用止痛药物治疗时，要密切观察、记录用药时间、剂量、疼痛发作的频次、药物的不良反应等。定期复诊或门诊随访，及时与医生沟通交流，医生根据使用剂量、疼痛控制程度，以及不良反应等评估、调整用药情况，最终保证患者获得持续、合理、安全、有效的止痛治疗。

五　客观认识胰腺癌的遗传易感性

多种肿瘤都具有一定的遗传易感性，胰腺癌也不例外。目前认为，5%～10% 的胰腺癌估计可归因于遗传风险因素。Peutz-Jeghers 综合征是肿瘤抑制剂 STK11（也称为 LKB1）突变的结果，导致患胰腺癌的风险增加。同样，遗传性乳腺卵巢癌综合征，最常见的归因于 *BRCA1/BRCA2* 的突变，*BRCA2* 突变是胰腺癌最常见的遗传风险因素，发病风险可提高约 3.5 倍。CDKN2A（家族性非典型多发性黑色素瘤）中的突变也可致胰腺癌发病风险增加。与 DNA 损伤反应和 DNA 修复相关基因（如林奇综合征）的突变，此类癌症发病风险也会增加。

相信绝大多数的患者听说过基因检测，那么基因检测是什么？有什么用呢？肿瘤基因检测是通过提取患者血液或者组织标本中的 DNA 进行测序，是目前肿瘤精准治疗中非常重要的检测项目。针对不同的肿瘤进行基因检测，可以发现其特定的致癌基因，或者是突变基因，一方面评估肿瘤的预后，另一方面找到相应的靶向药物进行针对性治疗。尽管胰腺癌靶向治疗暂时还没有像肺癌、乳腺癌治疗那么丰富，但是相信随着科研的发展及对胰腺癌认识的进一步加深，会不断有新的胰腺癌靶向治疗药物出现。

身边的故事

基因检测带来的靶向治疗机会

王大山来自贵州，今年46岁，自幼因为小儿麻痹而双腿残疾，老娘是聋哑人。五年前，当地遭受洪灾，身为村干部的父亲为了救人被水冲走了。靠着30多万的补偿款和村里每个月几百元的补贴，娘儿俩相依为命。农村的生活简单而又规律。

三年前，那天王大山和老娘原本计划给父亲扫墓，可刚出门没走两步，肚子突然绞痛起来。他弯腰按着腹部，汗珠顺着额头往下淌，感觉就好像是有什么东西在肚子里生了根，一下一下地扯着疼。隔壁李叔赶忙打电话叫来他儿子，开车载着他们往县城医院赶。

在县城医院，医生问了好多问题，最后只是开了些胃药，就打发他们走了。王大山每天按时吃药，但这药吃下去似乎没有任何作用，肚子越来越胀，眼睛、皮肤也开始慢慢发黄。老娘整夜整夜地守着他，王大山能感觉到她在发抖。后来他们辗转到了市医院。

这是王大山第一次来到市里。和县里的村子截然不同，这里的楼很高，就连路边的树枝上都挂着彩灯。市医院接诊的赵医生安排他做了很多检查，抽血、B超、CT，还有那个增强CT，像进了太空舱一样。结果出来的时候，赵医生说："胰腺里长了个东西，可能是癌。"

王大山脑子里“嗡”的一声，手死死抓住床栏，感觉天都要塌了。老娘不明白是什么病，见他神情恍惚，焦急得几乎叫出声。王大山比画着安慰她：“没事，能治。”可心里依然怕得要命。

赵医生说要放支架减黄，保肝。同步做基因检测，或许能找到治病的“钥匙”。王大山不懂什么是基因，但听说能救命，就点了点头。

等基因检测结果的那两周，像是过了两年。王大山每天躺在病床上，看着窗外的树叶一片片飘落。这天，村支书和乡亲们带着牛奶、苹果和小面包来看望，让他感到非常温暖，真没有想到大老远的，他们竟然能来。为了让娘儿俩踏踏实实地在市里治疗，村支书还帮他们在医院附近租了一室户，个人垫付了一年的房租，他在用他的方式报恩，报当年大山父亲舍命救他之恩。

检测结果出来了，赵医生说王大山身体里有个叫“*BRCA*”的基因突变了。但也是因为这个基因突变，应该对铂类化疗药物敏感。一周后，黄疸下去了，赵医生安排的化疗也开始了，用的是铂类药物为主的方案。

化疗第2天，强烈的反应来袭，王大山恶心得直吐，手脚平白无故地发麻。老娘知道他爱喝玉米粥，每天在家熬好带到病房，像小时候一样，一勺一勺地喂他。四个疗程下来，王大山瘦得皮包骨头，但肚子没那么疼了。

赵医生说手术是目前根治胰腺癌的唯一方法，现在手术窗口期已经打开，不过风险很大。王大山笑了笑说："其实我从来没有考虑过手术，因为害怕。"很现实的问题，王大山知道胰腺癌手术费用很高，自己没有保险，负担不起。

赵医生说：其实也不用那么悲观，还是有办法的，铂类药物化疗有效，可以继续维持。因为针对*BRCA2*基因突变，还有一种叫"PARP抑制剂"的靶向药。这种药能精准打击癌细胞，就像导弹一样，虽然价格昂贵，但好在有慈善项目可以减免费用。

王大山燃起了强烈的求生欲望。遵从医嘱服药后，身体渐渐有了变化。与静脉化疗不同，这种靶向治疗没有明显的恶心、呕吐等症状，手脚也没有发麻。最重要的是，肚子里的那个"不定时炸弹"似乎安静了下来！赵医生说，这是药物在起作用，癌细胞被抑制住了。

六　可以参加临床试验吗

肿瘤患者治疗过程中或多或少会接触到“临床试验”这个概念，尤其是在多次治疗后，主治医师有时会告知：治疗方式可以选择临床试验。大部分患者第一次听到临床试验时，感觉都不妙：拿我做“试验”？那是怎么都不能接受的！

那么我们先来了解下，什么是“临床试验”。要知道所有在临床用于治疗的药物，在上市前也就是可以获得之前，都需要经过临床试验的阶段。所开展的临床研究在国家药品监督管理局的监管下，临床前经过动物实验等进行初步安全性验证。临床研究过程中，研究方案由临床专家、药学专家、统计学专家等共同制定，并报伦理委员会审批，而且试验过程需要符合药物临床试验质量管理规范（GCP）。整个试验在严格监管及密切随访中进行，尽最大可能保证受试者的安全。一般情况下，临床试验的研究设计都是开展较目前常规治疗方案更好或不良反应更少的治疗策略，Ⅱ期、Ⅲ期的临床试验已有初步临床研究的数据优于、至少不弱于目前的治疗方案。但是治疗方案存在个体差异，也存在一定的风险，因此在临床试验结果公布前，不能保证哪一组的治疗方案一定更好。

参加临床试验的人不是传说中的“小白鼠”，虽然存在风险，但也有比较多的益处。第一，可获取国内未上市的、国际最先进的药物，可以更早地接受更有效的治疗方案；第二，大部分的临床研究检查和治疗费用是减免的，减轻经济负担的同时有一个专门的专家医疗团队全程跟踪随访；第三，能开展临床试验的医院一般都是这个领域权威的医院和专家，可以获得更好的照护。

特别提醒

虽然临床试验方案最大程度保障了受试者安全和利益，但即使是证实有效的药物或者方案，也并非所有的患者都能获益。

七　西医治疗的同时可以看中医吗

胰腺癌患者当然可以看中医。中医相对西医可以从更整体的角度来给予患者支持和治疗。中医讲究驱邪扶正，核心理念是充分调动人体本身自愈力、免疫力、提高患者生活质量、减少患者痛苦、延长患者生命。特别对于一般状况较差，不适合积极手术、放化疗的患者，选择适当的中医中药辅助治疗是有益的。

胰腺癌疾病本身是一个多因素造成的人体整体失衡，在此基础上以局部形成肿瘤为表现，有经验的中医医生会为每位患者进行辨证施治，多以健脾理气为原则，加用清热解毒、祛湿化痰、软坚、行气活血等药物。有的患者阴阳两衰，有的患者邪毒内盛，经过一段时间的中医中药调理，很多患者的症状可获得明显缓解。

沪上的名中医有很多治疗成功的案例，中西医结合治疗胰腺癌也是大家一直努力的方向。比如，对于胰腺癌黄疸的患者可以采用清热解毒、疏肝利胆、活血化瘀的中药治疗。术后晚期以扶正固本为主，可用一些中医的经方。大量的中医研究提示：中医药结合放化疗和介入化疗能起到减毒增效、提高临床疗效的作用。

八　新兴的多学科综合治疗（MDT）

通过前面的章节，可以看出目前胰腺癌的几种主要治疗手段，即外科手术、内科药物、放射治疗、介入操作等均各有不足，无法通过其一就解决各种实际问题。单一学科的局限性已经无法进一步提高胰腺癌患者的整体诊疗效果，这时候多学科综合治疗（MDT）模式就应运而生。

MDT 通过多学科的共同参与，各自发挥独特优势，解决患者在诊断和治疗中所面临的难题。既可以制定最合理的治疗方案，起到 1+1 ＞ 2 的效果，又可以动态评估胰腺癌的治疗效果，适时调整治疗方案，提高疗效。MDT 已经成为众多恶性肿瘤治疗的主要模式，也是胰腺癌个体化治疗的延伸和发展方向。胰腺癌 MDT 主要内容包括：明确病理学诊断和鉴别诊断，特别强调组织细胞学诊断的必要性；制订个体化的、最佳的综合治疗方案和流程，动态评估治疗效果和不良作用，并适时调整治疗方案。

在国内的某些大型三级甲等医院，已经开设了胰腺癌 MDT 门诊。此类 MDT 由胰腺外科、肿瘤内科、消化内科、放疗科、影像科、介入科、病理科、中医科、疼痛科、营养科、心理科、临床药师、护理学等多个学科的、具有胰腺癌诊疗经验的主治医师或以上资历医师出诊，并配有专职秘书负责患者病历资料、会诊意见的制定、治疗流程的实施与治疗效果的评估、患者随访记录等全过程管理，实现患者与医师之间的联动。

胰腺癌 MDT 相关科室及工作任务

科室或学科	主要任务
肿瘤外科或胰腺外科	手术治疗
肿瘤内科	化疗、靶向治疗、临床药物研究
肿瘤放疗科	放射治疗
内镜科（消化科）	内镜诊断及治疗（超声内镜、ERCP 等）
内分泌科	血糖管理
介入治疗科	介入诊疗（穿刺活检、消融治疗、PTCD 等）
麻醉科或疼痛科	术前麻醉风险评估、疼痛治疗及管理
放射科或影像科	影像诊断及疗效评估（CT、MRI 等）
核医学科	影像诊断及疗效评估（PET-CT 等）
病理科	病理学诊断及鉴别诊断、基因检测等
心理科	心理干预
中医科	中医药支持治疗
营养科	营养评估、营养支持治疗
护理科	PICC 或 PORT 管理、护理支持与指导
肿瘤实验室	基础医学研究等
GCP 办公室	临床药物研究管理
医务部门	医疗质量与安全管理、外院多中心 MDT 协商
秘书办公室	组织 MDT、患者全程管理等

身边的故事

MDT 后转化治疗获新生

老李今年55岁，在化工厂勤勤恳恳工作了几十年，却因工作环境的有毒有害性，不得不提前退休。本以为可以安享晚年，然而命运却对他开了一个残酷的玩笑。

在一次常规的体检中，老李被查出血糖异常升高，体重也在不知不觉中下降。上腹部时不时传来的隐痛，让他心生不安。带着忐忑的心情，他走进了医院，进行进一步的检查。

腹部CT扫描的结果如同晴天霹雳，老李的胰腺上竟然长出了一个不祥的肿块，更糟糕的是，“CA19-9”肿瘤标志物显著升高。医生告诉他，这很可能是胰腺癌。这一消息让老李和家人陷入了深深的绝望之中。

面对这突如其来的打击，老李没有选择“躺平”放弃，他和爱人带着病史资料来到专科医院的多学科MDT门诊。消化科、胰腺外科、放疗科、肿瘤内科的专家们共同为老李的病情量体裁衣，制订方案。经过深入讨论和评估，专家们一致认为老李的胰腺癌已处于局部晚期阶段，直接手术的风险极高。

尽管如此，专家们并没有放弃，肿瘤内科主任提出了转化治疗的方案，即通过化疗等综合手段，缩小肿瘤体积，降低手术风险，为老李争取一线生机。这一方案如同一束光，穿透了老李心中的阴霾，让他看到了重生的希望。

新辅助化疗采用AG方案（吉西他滨+白蛋白紫杉醇），每一次治疗都像是一场对身心的严酷考验，不良反应让老李备受煎熬，恶心、呕吐、脱发等症状接踵而至。但老李从未有过放弃的念头，他坚信，只要坚持下去，总会柳暗花明。

在家人的陪伴支持下，老李逐渐适应了治疗，经过7个周期的转化治疗，复查结果显示，原来包着肠系膜动静脉的肿块明显缩小，与周围血管的关系也变得相对清晰，这一喜讯让老李一家看到了希望的曙光。

首战告捷，新辅助化疗为老李赢得了阶段性的胜利。接下来，老李迎来了手术的关键时刻。在麻醉科、肿瘤科及血管外科等多学科专家团队（MDT）的紧密协作与共同守护下，胰腺外科团队成功地为老李进行了腹腔镜下胰–十二指肠切除术。

手术过程中，医生们小心翼翼地分离肿瘤与周围血管和器官，每一步都充满了挑战。经过数小时的紧张操作，老李的胰腺肿瘤被成功切除，手术取得了圆满成功。术后的老李在ICU得到了密切的监护，几天后，他逐渐转危为安，回到了普通病房。

术后的老李在医护人员的精心护理下，开始了漫长的康复之路。他积极配合康复训练，学习如何管理自己的饮食和血糖水平。几个月后，老李再次复查时，结果显示各项指标均正常，未见肿瘤复发迹象。

老李的故事告诉我们，转化治疗能为局部晚期或不可切除的胰腺癌患者提供新的治疗选择。通过综合治疗手段缩小肿瘤体积、降低手术风险，为患者争取手术机会。胰腺癌治疗需多学科协作，共同制订个性化治疗方案，MDT 模式能够确保患者获得最全面、最专业的治疗建议。

图书在版编目（CIP）数据

“胰”路前行 ： 胰腺癌的那些事儿 / 王红霞， 龙江
主编. -- 上海 ： 上海科学技术出版社， 2025. 9.
（“肿”要知道丛书）. -- ISBN 978-7-5478-7239-0
Ⅰ. R735.9
中国国家版本馆CIP数据核字第2025TS4128号

“胰”路前行　胰腺癌的那些事儿

主　编　王红霞　龙　江

上海世纪出版（集团）有限公司
上 海 科 学 技 术 出 版 社 出版、发行
（上海市闵行区号景路159弄A座9F-10F）
邮政编码201101　　www.sstp.cn
上海展强印刷有限公司印刷
开本　889×1194　1/32　印张　4.25
字数　87千字
2025年9月第1版　2025年9月第1次印刷
ISBN　978-7-5478-7239-0 / R·3311
定价：58.00元
